復職のための
セルフ・トレーニング・
ワークブック

メンタル不調に
陥ったときの処方箋

中村美奈子

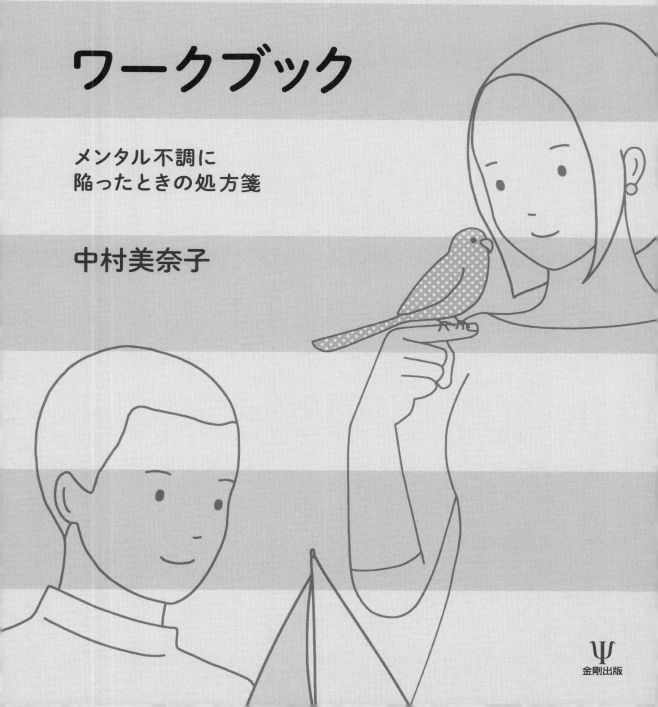

金剛出版

はじめに

　近年，うつ病や適応障害などのメンタル疾患で休職する人が増えています。多くの人は長時間労働や業務過多，職場の人間関係や子育てや介護などの家庭の状況など，さまざまなストレスを抱えてがんばった結果，もうこれ以上がんばれないという限界に追い込まれ，心身に不調をきたして休職に至ります。休職に至る経緯の例を見てみましょう（図1：6ページ）。

　メンタル不調になるきっかけは，【業務でのストレス】や【家庭やプライベートでのストレス】などがあります。業務でのストレスは，業務過多や相談できる相手がいない，業務の進め方がわからないなどで業務遂行に困難を感じたり，異動して新しい業務になじめない，昇進して役割が変わったなど，変化への適応が難しいことなどがあります。家庭やプライベートでのストレスは，育児や介護との両立の困難や，夫婦や親子の関係，経済的問題もあります。そのほか，20代から30代は精神疾患の好発年齢であることから，疾病による不調が少しずつ発現することもあります。

　ストレスや不調をもちながらも，「もっとがんばらなきゃ」「みんなに迷惑をかけてしまう」「このくらいできなければ恥ずかしい」などと無理に業務を続けることで，【過剰適応】の状態になります。業務が滞る焦りや不安からより多くの仕事を引き受けたり，抱えた仕事を残業や休日出勤で乗りきろうとしたりします。一見，エネルギッシュで充実しているようにも見えますが，内面では不安や焦りを感じ，イライラして攻撃的な言動をとってしまうこともあります。

　この状態が続くと【疲弊】し，効率や正確性が低下してミスが増えたり，報告・連絡・相談ができずに情報共有ができない，計画的に行動できないなど，業務に支障が出てきます。また，人との関わりを避けて孤立したり，不安・焦燥・イライラなどの感情の揺れが大きくなり，対人面での問題も現れます。さらに，不眠や食欲不振，頭痛などの身体症状や不定愁訴などの【心身の症状】が顕著になって，これらを自覚したり周囲の人から指摘されることも増えてきます。

　ここで休息をとって業務の見直しができればよいのですが，休息をとれないと業務上の困難や心身の不調を回復できず，さらに無理をしてしまう悪循環が始まります。その結果，遅刻が増えたり，半日休み，一日休み，数日休みを繰り返して，【会社に行けない】ほど疲れ切ってしまいます。

　体の疲れや胃腸の症状を訴えて内科などを受診してもよくならず，会社から不調を指

【業務でのストレス】
- 業務過多，苦手な業務，タイトなスケジュール，人間関係，異動，新規業務，新規役職など

【家庭やプライベートでのストレス】
- 育児，介護との両立，家族関係など

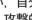

【過剰適応】
- 長時間労働，仕事を断らない，自分から引き受ける
- 不安感，焦燥感，イライラ，攻撃的態度

【疲弊】
- 作業効率や正確性の低下，ミスの増加
- 報連相や情報共有ができない，計画的に行動できない
- 人に会いたくない，人を避ける
- 億劫感，不安，焦燥感，イライラ
- 不眠や食欲不振，疲れやすい，疲労感の蓄積
- プライベートでも楽しめない

【心身の症状】
- 不眠，食欲不振，頭痛，腹痛，腰痛，風邪をひきやすい，だるい，疲れがとれないなどの身体症状や不定愁訴
- 不安，抑うつ感，焦燥感，イライラなどの気分症状の慢性化
- 集中力，持続力の低下

【会社に行けない】
- 疲れ切ってしまった，どうしてこうなったかわからない
- 自信喪失，状況を受け入れられない
- とにかく休みたい，職場から離れたい
- 体調が悪いだけ，ちょっと休めば大丈夫……
- 自分が情けない，もっとがんばらなきゃ……

【休職の判断】
- 主治医の診断
- 産業医や人事，上司からの指示
- 家族の勧め

図1　休職までの流れ　例

摘されて心療内科や精神科を受診する人も多いようです。受診や服薬によって軽快すればよいのですが，積み重ねてきたストレスや心身の不調は一朝一夕に改善するのは難しいものです。しっかりと治療と休養に専念する必要があると診断されて，ようやく【休職の判断】がなされます。

　筆者が支援してきた多くの休職者も，それまではストレスがあってもうまく乗りこえたり，やり過ごしたり，自分なりに対処できていました。しかし，さまざまなストレスに直面した時に，対処法のバリエーションが少なかったり，新しい対処法を見つけられなかったり，助けを求められなかったりして，行き詰まってしまいます。そして，なんとかしようと努力すればするほど空回りして，困難と疲弊の悪循環にはまってしまうのです。つまり，休職は，努力する力はあるものの，課題に直面した時に適切な目標や対処方法を考えられず，有効な解決行動がとれなくなった結果といえるでしょう。

　このようなメンタル疾患による休職者が復職にむけた準備ができるように，リワーク支援とよばれる復職支援が，全国で行われるようになりました。しかし，リワーク支援を利用しているのは休職者の1％以下です（中村，2017）。その理由として，リワーク施設は都市部に集中していて利便性が高くないことや，リワーク支援プログラムやその有効性の認知度の低さ，あるいはメンタル疾患による休職者の再休職が多いにもかかわらず，精神論で乗り越えようとするなど，慎重な対策が取られにくいことが考えられます。

　本書は，筆者がこれまでリワーク施設で行ってきた復職準備プログラムを，休職者が自分で行えるようにアレンジしたものです。ここでは，なぜ努力する力を発揮できなかったのかを，自分の考え方や対人関係，業務遂行などの特性から分析し，休職原因を把握します。そして，今後はどんな場面で，どう行動したらよいか，どんなセルフマネジメントをしたらよいかを，再発防止策として検討します。再発防止策を実行して復職し，働き続けるために，本来もっている努力する力を発揮してください。

　なお，ここで紹介しているチェックリストやワークシートは巻末にあります。

　以下にあげるワークは種類が多く，面倒に思うかもしれません。面倒だなと思うことにも集中して取り組み，難しいことには時間をかけて，頭を働かせて完成させるということが，働ける状態にまで回復するための第一歩です。体調がよくなったら，気持ちが落ちついたら，また前のように働けると考える休職者や人事担当者，主治医もいるようですが，体調の回復と安定して働けることは別次元のものです。働ける状態を意識した

復職準備をしないまま復職して，再発や再休職してしまう人もいます。休職を繰り返す
ほどに，自分にとって何がストレスなのか，それにどう対処してよいのかわからなくな
り，ますます悪循環を繰り返してしまう人もいます。

　また，休職を仕事上，あるいは人生全体での失敗と考える人がいます。しかし，失敗
の原因や意味を分析し，それを繰り返さない方法を学ぶことで，経験や知識を増やして
成長することができます。自分は今後，どのような働き方をしたいか，どのような生活
をしたいか，大局観をもって，再び働くことの意味を考えてみてください。

　休職を「自分の働き方や生き方を再構築する」機会ととらえて，自分の特徴を見つめ，
よりよい働き方や生き方を検討していただければ幸いです。

目　　次

第2部　セルフリワーク

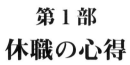

第1部
休職の心得

第1章

休職に
至るまで……

　休職に至るまでの経緯は人それぞれですが，いくつかのパターンがあります。休職に至るまでに，どのような経験をすることが多いのか，見てみましょう。

　（以下は，筆者が経験したケースを組み合わせて創造した，架空のものです）

1.　入社間もなく不調となったケース

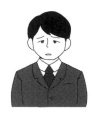

　Aさんは大学でゼミ長をするなど友達との関係はよく，成績は中くらいでした。なかなか就職が決まりませんでしたが，現在の会社では希望していた部署に配属されました。想像以上に忙しい部署で，新人でありながら，即戦力として期待されていました。

　Aさんは新人研修を受けて業務を始めましたが，業務の手順や部署内の書類の書き方など，わからないことが多くありました。上司や先輩に質問すると，「新人だからわからなくて当然だよ」と丁寧に教えてくれたのですが，半年が過ぎたころ，先輩に「同じことを何度も質問するのは，努力不足じゃないか」と指摘されました。Aさん自身も「何度も同じことを質問して申し訳ない」と思っていたため，「これ以上質問してはいけない。自分で何とかしなければ」と，わからないことを抱え込むようになりました。それからAさんは，自分がうまくできていないことを悟られないように明るくふるまい，上司が進捗確認をしても，「大丈夫です。順調です」と，無理に笑顔で答えていました。

　そのうち，Aさんの担当する書類が提出されずに他の人の仕事が滞ったり，顧客からAさんの対応がずさんであるとのクレームが複数来たりと，問題が表面化してきました。上司に状況を聞かれたAさんは，「締め切りを間違えていました」「顧客の要求をすべて満たすために調整していたら，回答ができなくなってしまいました」などと説明しました。上司は，「わからないことや困ったことがあったら，すぐに相談するように」と伝えました。

　しかしAさんは，「上司に注意を受けるほど，自分は仕事ができないんだ。みんなに迷惑をかけてしまう自分はダメだ」「とにかくやるしかない。でも，どうしたらいいかわからない。もう無理だ。でも，やらなきゃ……」と自分を責めつつ，解決法を見つけ

られませんでした。そして，仕事に集中できない，誰にも相談できない，いつも落ち込んでいるのに，元気なふりをして余計疲れる，睡眠がとれない，食欲がない，疲れがとれない，朝起きられない，遅刻する，さらに仕事が遅れる，自分はダメだと思う……という悪循環が続き，とうとう出社できなくなりました。

2. 初めての業務で不調となったケース

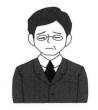

　Bさんは50代の管理職です。それまでは営業職として成果を出し，部下の教育にも熱心で，エネルギッシュに仕事を楽しんでいました。これまでの活躍を評価され，管理部門の管理職として異動することになり，同僚や部下からは，「Bさんなら抜擢されて当然ですよ。これからも応援しています」と，温かく送り出されました。Bさんも，「新しい環境でこれまでの経験を活かして，会社に貢献しよう」と，張り切っていました。

　異動先では，現場から経営層まで，さまざまな部署の，さまざまな役職の社員の意見を聞きながら，会社の営業方針を取りまとめることになりました。経営層との打ち合わせでは，多くの情報を簡潔に資料にまとめて，緊張感漂う雰囲気のなか，手際よく報告することが求められました。Bさんは，「会社の利益のためにはこうするべきだ。でも，現場の状況を考えると，無理を押し付けることになる」と葛藤を抱え，次第に，「自分のこれまでの経験が活かせていないのではないか。何のために仕事をしているのかわからない」という状態になりました。

　この頃から，頭痛やめまい，手のしびれなどを感じるようになり，明け方まで眠れない日が続きました。メールの返信に何時間もかかるほど仕事が手につかなくなり，職場でもぼーっとすることが増えました。家庭でも思いつめた表情で溜息をつき，休日には趣味も楽しめずに沈み込んでいるのを心配した妻が受診を勧めると，適応障害と診断されました。

3.　人間関係に困難を感じて不調となったケース

　Ｃさんは 40 代の女性です。入社以来，女性が多い人事部門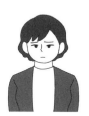
に所属し，仲良しの同僚もいました。毎月のスケジュールに合
わせて，決まった業務を順番にこなしていくのが基本ですが，
業務のマイナーチェンジやルールの見直しがあり，その都度，
経験者に確認したり，勉強しなおしたりする必要があります。
Ｃさんは，変更や新しい業務に慣れるのに時間がかかるため，
自分用の業務マニュアルを作成して確認するなど，真面目に取り組んでいました。

　ある時，新しい上司が赴任してきました。数年前に一緒に働いたことがある人ですが，
Ｃさんは，「以前，一緒に働いた時に厳しく注意されたな。上司の気分を害さないよう
に気をつけよう」と思いました。

　しばらくするとこの上司が，チームメンバーに業務改善を提案するように求めました。
Ｃさんは，「自分は経験も長いし，改善案を出さないと，また叱られる」と一生懸命考
えましたが，なかなかアイデアが浮かばず，とうとう提案できませんでした。Ｃさんは
恐る恐る状況を報告したところ，上司は「そうですか。他の人の案をみんなで検討しま
しょう」と答えました。Ｃさんは提案できなかったことを悔やみ，「自分はやっぱり仕
事ができないのだ」と落ち込みました。

　ある時ミスをしてしまったＣさんは，「また上司に叱られる」と委縮して，何とか自
分で挽回しようとがんばりました。結局，解決できず，上司の手を借りることになりま
した。上司には，「失敗は誰にでもあるけれど，問題をひとりで抱え込まないでほしい」と，
言われました。Ｃさんはこれを，上司からの叱責と受け取り，「自分が悪い。でも，上
司が怖くて相談もできない。あの上司じゃなければうまくできたのに」と思い悩み，頭
痛や吐き気，不眠などの症状を訴えました。上司を避けるために会議にも出席せず，報
告・連絡・相談もなおざりになるなど，業務に支障をきたしました。

　仲の良い同僚に苦しい胸の内を打ち明けると，「上司は特別厳しいわけではないし，
Ｃさんに，特に意地悪しているようには見えない。今まで通りに仕事をして，気にしな
くてよいのでは」と言われました。しかし，Ｃさんは「上司が怖い。一緒に仕事をする

と考えるだけでも動悸がする」との考えがぬぐい切れず，しばらく休職することになりました。

4. 発達障害がベースにあるケース①

　Dさんは20代の男性で，入社2年目です。素直で真面目な性格で，みんなと仲良くできますが，特定の人とグループを作ることはなく，雑談や冗談も得意ではありません。決まったことや教わったことを繰り返すことは得意ですが，自分でやり方を工夫したり，新しい企画や計画を立てることは苦手でした。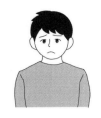

　また，20分くらい机で事務作業をすると眠くなったり，他のことを始めたりするため，なかなか仕事が進みません。一方で，得意な業務では，休憩もとらずに3～4時間も作業を続けることがありました。数分の遅刻や忘れ物が多く，伝言を忘れたり指示を曲解したりして意思疎通がスムーズにいかないこともありました。上司は，「Dさんは難関大学を出ているし，穏やかで人当たりもいいのに，なぜ仕事が芳しくないのだろう。何か悩みでもあるのかな」と気にかけつつ，様子を見ていました。

　Dさんは自分なりに努力して業務を続けていましたが，繁忙期になって複数の業務を並行してこなせなくなり，「自分はどうしてできないのか。自分はこの会社にいても，みんなの迷惑になるだけだ。辞めるしかない」と考え，上司に退職願いを提出しました。

　突然のことに上司は驚いて，「いきなり大きな決断をする必要はない。悩みがあるなら相談にのる。調子が悪いなら，まずは休んで，落ちついて考えよう」と，受診を促しました。Dさんは，「こういうことで病院に行っていいのか」と，素直に受診したところ，心理検査の結果，発達障害の傾向があると診断され，気持ちが落ち着くまで休職することになりました。

5. 発達障害がベースにあるケース②

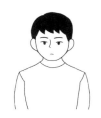

　Eさんは30代の男性です。理系大学院の指導教授の紹介で，あまり深く考えずに，現在の会社に就職しました。

　専門知識を期待されて，大学院での研究テーマに沿った業務に配属されました。しかし，会議の日程を忘れる，業務日報を書かない，打合せでメモを取らない，電話に出ない，作業中に声をかけられても返事をしない，締め切りを守れずに，Eさんの作業を引き継いで次の業務を進めることになっている同僚に迷惑をかける，などが頻繁に起きました。他者との関わりをもたず，自分の世界に没頭している感じで，喜怒哀楽を表出しないのも特徴的でした。上司がチームワークよく仕事をするように注意すると，Eさんは「わかりました」と言うものの，改善されませんでした。Eさんがひとりで担当する業務では成果を出しており，評価されていました。

　ある時，異動する先輩の業務を引き継ぐことになり，先輩から何度か業務の説明を受けました。Eさんは，「わかりました」と，業務の目標や方法は理解した様子でした。同時に，この先輩が行っていた部署内の物品管理も引き継ぎました。しかし，もとの業務と新しい業務を同時並行するための計画が立てられず，先輩以外の誰に相談したらよいかわからず，異動した先輩に連絡を取ることもできず，上司にも相談せず，ただ時間だけが過ぎていきました。一方で，上司や同僚は，これまでのEさんの様子から，マイペースで作業するほうが成果を出せると考え，また，Eさんとの関わり方がよくわからなかったため，これまで通り，あまり干渉しませんでした。

　ある日，Eさんは無断欠勤しました。上司がEさんに電話すると，Eさんは，「仕事ができないので，会社に行きません」と答えました。上司は，「調子が悪いなら今日はゆっくり休んで，明日からまた出社するように」と伝えました。しかし，翌日もEさんは出勤せず，同様のやり取りが1週間続きました。

　上司が産業医に報告したところ，上司からEさんに受診を勧めることになり，Eさんは上司が受診に同行することに同意しました。

　上司から医師に，Eさんの日頃の様子や特徴を伝えたところ，しばらく休養が必要と

され，後日，心理検査をしたところ，発達障害と診断されました。

6. 生育歴が仕事やプライベートに影響をおよぼしている ケース①

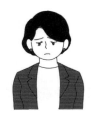

　F さんは 30 代の女性で，大学卒業後，外資系企業で企画系の仕事をしています。夫と保育園に通う息子と娘の 4 人家族で，定年退職した父と専業主婦の両親がいる実家の近くで暮らしています。出産後は，夫と家事や育児を分担し，できるだけ早く仕事に復帰しました。

　フルタイムで働きながらも，子どもにはすべての食事とおやつを手作りし，知育にも熱心に取り組みました。職場では小さいながらもチームのマネージャーを任され，部下や後輩の指導をしながら，自らもスキルアップできるように，積極的に業務をこなしていました。F さんは，「素敵な夫とかわいい子どもたちと理想の家庭を築き，仕事も順調にできて，部下ともよい関係を築けている。自分は幸せなのだ」と思う一方，いつもどこか不全感や空虚感，焦りや怒りを感じていました。

　ある時，保育園から，息子が熱を出したので迎えに来てほしいと連絡がありました。F さんも夫もすぐに駆けつけられず，仕方なく，実家の母親にお迎えを頼み，F さんが戻るまで世話をしてもらうことにしました。F さんは仕事を切り上げて実家に向かいながら，複雑な気持ちでいっぱいでした。

　実家に着くと，息子の体調は回復していましたが，母親は，「息子が熱を出したのに，なぜすぐに帰ってこないのか。母親はいつも子どものそばにいるべきだ」などと言い，日頃の子育てについて根掘り葉掘り聞かれ，いちいちダメ出しされました。F さんはいつものように俯いて聞いていましたが，涙がこぼれてきました。それでも母親は，「子育てもできないのに，仕事なんてやめてしまいなさい」と，持論を続けました。母親が「一緒に食事をして行きなさい」と言いましたが，娘を迎えに行ってきた夫がこれを断り，4 人で自宅に帰りました。

　F さんは，「母親が言うように，自分は母親失格だ。育児も仕事もできないんだ」と

落ち込み，「母親はいつも自分の悪いところばかり責める。がんばっているのに，褒めてくれない。母親が思うように完璧でない自分はダメなんだ」と，母親の価値観に縛られていました。

その日からFさんは，家事や子育て，仕事など，自分のすることに自信がなくなり，何をするのも怖くなり，気力を失って，起き上がれなくなりました。

7. 生育歴が仕事やプライベートに影響をおよぼしているケース②

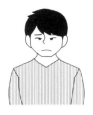

Gさんは40代の男性です。子どものころから父親に，良い成績を取らなければ何事も意味がないと教えられてきました。Gさんはその教えのとおりに，幼稚園時代から遊びたいのを我慢して，勉強を優先してきました。その甲斐あって難関大学を出て，誰もが知っている企業で働き始めました。

最初に配属された部署の上司は，誰かが失敗しても，みんなで協力して解決する方針であり，Gさんは伸び伸びと，充実して仕事ができました。中堅となって異動した先の上司は個人主義であり，成果を出すことを強く求めました。Gさんは上司に従って努力を続けましたが，些細なことで叱責されることもあり，息苦しさを感じていました。

そんな時，新規事業のために新しく設立された部署に，Gさんが抜擢されました。ここには専門性の高い社員が集められ，互いに協力しながらも，ライバル意識をもっていました。Gさんは成果を出すために努力しましたが，上司や同僚が期待する成果が出せないと，あからさまに指摘されることが続きました。Gさんはムードメーカーとしてチーム全体の雰囲気に気を配りましたが，Gさんが落ち込んだ時は，誰も気にかけてくれませんでした。

そして，Gさんは，押し付けられる形で面倒な案件を担当することになりました。Gさんは苦戦しながらも，努力を続けましたが，結局うまくいきませんでした。誰が担当してもこのような結果だろうと，みんなが内心で思っていましたが，上司をはじめ同僚たちはGさんを能力不足だと責め，Gさんは説明すら聞いてもらえませんでした。

Gさんは悲しさと絶望を感じて抑うつ状態となり，休職することになりました。

8.　統合失調症が疑われるケース

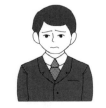

　H さんは 30 代前半の男性です。もともと人付き合いは苦手でしたが，人間関係も業務も大きなトラブルはなく，安定して勤務していました。

　ある時，多忙で残業が続き，睡眠時間が極端に短くなって，生活リズムが乱れました。疲れがたまりましたが，業務を完遂して達成感がありました。しかし，休む間もなくトラブルが続き，残業や出張が増えました。トラブルがおさまって通常の生活に戻りましたが，目がさえて眠れなくなりました。出社するものの，以前と違う落ちつかない様子で，突然怒り出したり，ひとりごとを言ったりしています。業務の効率も落ち，指示どおりに業務をこなせなくなりました。

　心配した上司が声をかけると，H さんは，「毎晩，窓の外から狙われている。一晩中大きな音がして眠れない」などと話しました。様子がおかしいと思った上司が産業医と相談して病院に連れて行ったところ，しばらく入院治療が必要と診断され，休職することになりました。

　いずれのケースも，リワークでよく出会うパターンです。入社間もない人から，ベテラン社員，男性も女性も，働くことに関連して大きなストレスを抱えています。ストレスを抱えながらも，何とかしようと努力し，もうこれ以上がんばれないところまでがんばって追い詰められ，エネルギーが切れて，心身の不調が表面化し，出社できなくなるのです。

　本来ならば，追い詰められて倒れる前にストレス対策をして，不調の予防をしたいのですが，自分でも不調に気づけないのが，自分自身の特性が原因のひとつでもある，ストレスの怖いところです。

　このようなストレスからくる不調や，がんばりすぎた結果，休職に至ることは，誰にでも起こり得ます。休職する自分を恥ずかしいとか，情けないとか思う必要はありません。休職することで会社のみんなに，家族に迷惑をかけてしまうと心配するならば，しっかり休養して，しっかり復職の準備をしましょう。そして，今後，もし，同じよう

な状況に陥っても，ストレスに負けず，柔軟に，自分らしく働き，生きることを目指しましょう。

第 2 章

休職・復職の意味

1.　休職とは？

　働くことは，多くの場合，被雇用者（労働者）が労務を提供し，雇用主（会社）が賃金を支払うことを軸とした，労働契約によって成り立っています。この契約において，被雇用者には自己保健義務があり，労働契約に基づいて労務提供できるように，心身を健康に維持することが求められています。

　一方で，雇用主は被雇用者が健康で安全に勤務できるように配慮する義務（安全配慮義務）があります。この配慮によって不調者を出さないことが理想ですが，さまざまな理由から，不調をきたす労働者が出てしまうことも事実です。そこで，心身の不調を抱える労働者が，治療や休養に専念して不調を回復し，再び働けるようになるために，疾病休暇や休職といった制度が設けられています。

　つまり，休職とは，再び働くために必要な猶予を与えるものであり，その制度の中で，休職者は回復に努めることが求められているのです。

　労使それぞれが役割を果たし，働くことを軸とした関係を回復することが，労使関係から見た復職であり，労使が協力してこれを目指すことが大切です。

2.　復職とは？

　休職の目的は，心身を回復して復職することです。しかし，そもそも，復職とは何でしょうか？

　復職までのステップを見てください（図 2：28 ページ）。休職前には，困難な状況でも【がんばって乗り切ろうとする】のですが，だんだんとエネルギーがなくなり，出社しても仕事が手につかない【プレゼンティーズム】や，出社できなくなる【アブセンティーズム】の状態になります。そして，いよいよ睡眠が乱れ，食欲が低下し，さまざまな身体症状を感じるほどに体調を崩して【治療・休養】が必要になり，休職に至ります。

　休職して【治療・休養】がある程度できたら，積極的に【健康管理】にして，なぜ自分が休職したのかを【自己理解・ストレス対処】【対人関係・チームワーク】【業務遂行】

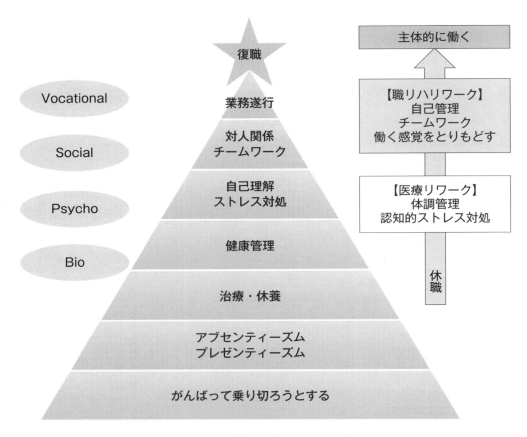

図 2　復職までのステップ

の視点から分析し，再び元の職場で元の仕事をすること，すなわち復職を目指します。

　しかし，よく考えてみてください。多くの人は生活時間や体調を管理し，仕事やプライベートでの出来事や人間関係に対処しながら，業務をこなしています。つまり，働く人は，【健康管理】【自己理解・ストレス対処】【対人関係・チームワーク】【業務遂行】を，普段はあまり意識することなくセルフマネジメントして，実行しているのです。

　その反対に，ストレスなどの理由により，このマネジメントができなくなって心身に不調をきたし，【治療・休養】が必要となるのが，休職です。

　つまり復職とは，【健康管理】【自己理解・ストレス対処】【対人関係・チームワーク】【業務遂行】のセルフマネジメントを復活させて，再び働けるようになることなのです。

3.　休むことの大切さ

①【治療・休養】で，まずは体を休める

　休職が必要と診断された時，どう感じるでしょうか。

　「自分が休職することになるなんて……」というショックの裏には，「仕事ができなくなった自分は情けない。恥ずかしい」という自己卑下，「仕事を放り出して休むなんて，みんなに迷惑をかけてしまう」という罪悪感，「自分がいなくなったら仕事が回らなくなる」というプライド，「自分は病気じゃない。働ける！」という否認，「ひどい会社でひどい目にあって，こんなことになった自分はかわいそう」という自己憐憫，「この先どうなってしまうのか……戻る場所があるのか……」という不安，「これで休める」という安堵といった，さまざまな感情が入り混じります。特に，「ストレスに負けた自分」や「メンタルが弱い自分」という部分に着目することで，休職が必要という現状を受け止められず，かえって混乱して，さらに気力だけでがんばろうとすることもあります。

　まずは，メンタルよりも，体調に着目しましょう。

　眠れない，食欲がない，気持ちが沈む，やる気が出ない，頭痛や肩こり，めまい，疲れがとれない，落ちついて考えをまとめられない，といった症状は，すでに心も体も疲れ切っているというサインです。家族や友人がそのような状態になっていたら，何と声をかけますか？　もっとがんばれと言いますか？　無理しないで少し休んだらどう？と言うのではないでしょうか。

　体が無理を続けていては，心は休まる暇がありません。心が弱いから休職するのではありません。がんばる力があるためにがんばりすぎた，あるいは，がんばる力はあるけれどもがんばり方を間違えた，そして疲れすぎてしまったのだから，休むことが必要なのです。

　休職することになった以上，しっかり休んで体調を回復し，再び働けるようになるための準備をするのが，今やるべき仕事です。また働けるようになることを近い将来の目標としつつ，仕事や会社のことをしばらく忘れて，腹をくくって休みましょう。

　主治医の指導のもと，十分な睡眠と食事，服薬に注意して【治療・休養】に専念し，

心と体を休ませます。就寝や起床時間，食事の時間など，日々のルーティーンを細かく決めず，体が欲するように，ゆっくり日々を過ごします。この時期は，自分のことで精一杯でよいのです。家族や友人など，お世話してくれる人がいれば，甘えましょう。

　つらかったことや，嫌なことを思い出すこともありますが，「つらかった」「大変だった」と，過去形で考えられるようになるとよいでしょう。主治医やカウンセラー，家族や友人に話を聞いてもらったら，気持ちが楽になったという人もいます。

②【健康管理】で，セルフマネジメントする

　心身の疲れが緩和され，「ゆっくりしたな」という感じが得られたら，少しずつ，生活時間を一定にしていきます。

　就寝・起床，食事，入浴など，最低限，毎日必ず行うことを，時間を決めて実行します。それ以外の身の回りのことはマイペースで行い，昼寝をするのも OK です。最初のうちは，受診などで外出することも負担になります。また，気分や体調が安定しないうちは，家族や友達との約束や予定をドタキャンしてしまい，「やっぱり自分は病気なのだ……」と落ち込むこともありますが，無理せず，元気になったらまた会えるように状況を伝えておけばよいのです。疲れを感じたら，スケジュールを気にせずゆっくり休むなど，自分の状態を観察しながら，少しずつ，生活を安定させてください。

　これに慣れてきたら，リラックスしてできる趣味や散歩，簡単な家事や買い物に行くなどの少し体力が必要なことを，スケジュールに組み入れます。このように，仕事のない，のんびりした休日のようなスケジュールを無理なくこなせるようになったら，パソコン作業や読書など，集中力と思考力が必要なことを，最初は 20 分，慣れたら 30 分，1 時間と追加します。

　カフェや図書館に行って本を読むなど，他の人がいる場所で過ごす練習をするのもよいでしょう。最初は人目が気になって落ちつかないかもしれませんが，仕事は必ず他者と関わります。他の人と一緒に過ごしたり，他の人がいてもマイペースで行動することに慣れておく必要があります。

　安定して日常生活をおくれるようになったら，遠出や事前に準備が必要なこと，会社との連絡のような緊張が伴うことなどを計画して，実行してみてください。自分が決めたことを時間をかけて準備し，心配や緊張感をもちながらも実行して，完遂するのは，

仕事と同じです。気分や体調に波があると，計画的に行動するのは難しいのですが，これができるようになると，達成感や心身の回復を実感でき，復職にむけた自信につながります。

　このように一日の行動をセルフマネジメントする時には，どんなことをどれくらいすると，何がどれくらい疲れるかを，観察しておいてください。「生活記録表」（表１：32ページ）で一日の行動や気分，感想，天気なども記録しておくと，「何があると，体調や気分はどうなる」というように，行動や出来事と，それに対する心と体の反応・変化を関連づけて把握できます。これは，過度な疲れを避けて自愛するための，ストレス対処に役立ちます。生活記録表を主治医と共有して，体調管理のアドバイスをもらうのもよいでしょう。

　セルフマネジメントがおおむねできるようになったら，復職への具体的な準備を始めます。

コラム１　スモール・ステップ

　何事も一足飛びにゴールにたどり着くことはできません。大きな目標を，それを構成する，より小さい目標に分解して，一つひとつ，順番に達成していく方法を，スモール・ステップと言います（図３）。

　順を追って，一つひとつ課題をクリアして，復職を目指すことは，働くことや，再発予防の予行練習でもあります。一歩一歩，焦らず，確実に目標に向かいましょう。

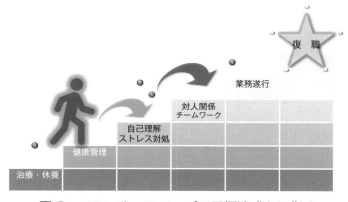

図３　スモール・ステップで目標達成を目指す

表 1　生活記録表　記入例

	○月×日（月）晴	○月×日（火）曇	○月×日（水）雨	○月×日（水）晴	○月×日（金）晴	○月×日（土）晴	○月×日（日）曇
起床〜就寝	6：30 起床 7：00 朝食 7：30 新聞 8：30 散歩 10：00 家事 12：00 昼食 13：00 読書 14：00 テレビ 16：00 買い物 17：30 食事準備 19：00 夕食 20：00 入浴 21：00 友人と電話 23：00 就寝	6：00 起床 7：00 朝食 7：30 新聞 8：30 散歩 10：00 電車で通院 13：00 帰宅、昼食 17：00 食事準備 18：30 夕食 20：00 入浴 22：00 就寝	8：00 起床 8：30 朝食 12：00 昼食 13：00 昼寝 15：00 新聞 17：30 食事準備 19：00 夕食 20：30 入浴 23：00 就寝	6：30 起床 7：00 朝食 7：30 新聞 8：30 散歩 10：00 家事 12：00 昼食 13：00 読書 14：00 テレビ 16：00 買い物 17：30 食事準備 19：00 夕食 20：00 入浴 23：00 就寝	6：30 起床 7：00 朝食 7：30 新聞 8：30 散歩 10：00 家事 11：00 会社に連絡 12：00 郵便局・外食 14：00 帰宅 17：00 食事準備 19：00 夕食 21：00 入浴 23：00 就寝	7：00 起床 7：30 朝食 8：30 散歩 9：30 新聞 10：00 家事 12：00 昼食 13：00 外出（友人と映画） 18：00 友人と食事 21：00 帰宅 0：00 就寝	7：30 起床 8：00 朝食 9：00 新聞 11：00 家事 12：00 昼食 14：00 昼食 16：00 家事 17：00 食事準備 19：00 夕食 20：00 入浴 22：00 就寝
睡眠時間	6 時間 30 分	7 時間	6 時間	7 時間 30 分	7 時間 30 分	8 時間	7 時間 30 分
中途覚醒	あり （1回、30分くらいで眠れた）	なし	あり （3回）	あり （1回、すぐ眠れた）	なし	あり （トイレに1回）	
服薬	朝 昼（夜）就寝前・頓服	朝 昼（夜）就寝前・頓服	朝 昼（夜）就寝前・頓服	朝 昼（夜）就寝前・頓服	朝 昼（夜）就寝前・頓服	朝 昼（夜）就寝前・頓服	朝 昼（夜）就寝前・頓服
体調	良い・普通・悪い	良い・普通・悪い	良い・普通・悪い	良い・普通・悪い	良い・普通・悪い	良い・普通・悪い	良い・普通・悪い
気分	良い・普通・悪い	良い・普通・悪い	良い・普通・悪い	良い・普通・悪い	良い・普通・悪い	良い・普通・悪い	良い・普通・悪い
メモ	久しぶりに友達と話した。心配してくれて、申し訳ないが、ありがたい。	主治医に支度と話した。日中の眠気について相談した。	なかなか寝付けず、正味6時間くらいしか寝れなかった。雨のせいか気分が晴れない。ゆっくり過ごした。	今日はいつものリズムで過ごせた。	会社に書類を送った。会社のことを思い出し、少し動揺。	先月から外出していたリズムで映画に行った。少し疲れたが、楽しめてよかった。	今週は外出が多かったので、ゆっくり過ごした。家事は最低限できた。

32

第 3 章

休職・復職制度の確認

復職は，基本的には，元の職場で，元の仕事をすることを目指します。そのため，自分の会社にはどのような休職・復職の制度があるのか，どのような手続きが必要なのかを，確認しておきます。

休職に入る際に，休職・復職について会社から説明されたり，説明書類が郵送されたりすることもありますが，休職から復職に関する就労規則などは，できるだけ速やかに，自分からも確認しておきましょう。

1．会社と確認しておくべきこと

①復職要件

まず，会社が定める復職要件を確認します。復職要件は，会社の規定に定められていたり，休職者の状況や休職原因に応じて設定される場合があります（表2）。明確な要

表2　復職要件　例

Bio	• 主治医から復職可能の診断がでていること • 通院や服薬が安定していること • 生活リズムが整っていること • 勤務時間（9時から17時まで）を図書館で過ごせること • 自宅から会社の最寄り駅までの通勤訓練を週5日，2週間できること
Psycho	• ストレス対処法が整理できていること • 認知行動療法を実施すること
Social	• 会社（上司，人事，産業保健スタッフなど）と定期的に連絡がとれること • 業務で適切な報告，連絡，相談ができること
Vocational	• 定時勤務できること • 与えられた定型業務ができること • 職責に応じた通常業務ができること
総合的要件	• 休職原因と再発防止策を説明できること

件を提示しない会社もありますが，その際には，「主治医による復職可能の診断書が提出されれば，復職を認める」などの合意を得ておくのがよいでしょう。

　復職要件が提示されると，休職者が復職に向けてどんな準備が必要か，働くための能力の何を，どの程度回復すべきかを検討できます。また，この復職要件は，会社（産業医や人事など）が復職の可否を判断する際の基準にもなります。そのため，復職要件を労使双方で確認して，同意を得ておくことで，休職者と会社が協力して復職を目指すことができ，復職可否の判断に関するトラブルを避けられます。なお，会社が提示する復職要件が厳しすぎたり，非合理的だったりする場合は，その意図を確認して，現実的なものに調整することも必要です。

　また，主治医による復職可能の判断があるにもかかわらず，会社は復職を認めないことがあります。これは，主治医が対象が回復してマイペースで生活できるようになれば働ける，と考えるのに対して，会社は，それに加えてある程度の業務ができることを求めるという，主治医と会社の認識にギャップがあるためです。

　このような認識の違いによって，休職者が不要なストレスを感じたり，不利益を被ることを避け，適切な復職可否判断がなされるように，復職要件を主治医にも説明しておくことが大事です。

②復職手続きとスケジュール

　復職手続きやスケジュールは会社の規定や休職者の状況によってさまざまですが，典型的な流れを見てみましょう（図4：37ページ）。

　まず，休職者の体調が安定し，復職への意欲や自信が回復して，復職準備ができていることが大事です。それを主治医が確認すると，復職可能の診断書が出されます。ここには，業務内容や勤務時間など，復職時に注意すべき配慮事項を記載してもらいます。

　それを会社に提出すると，復職面談が設定されます。復職面談では，産業医や人事，上司などの関係者が，それぞれの立場から休職者の回復程度や，復職後の働き方・働かせ方を確認します。

　復職は喜ばしいことですが，通勤や職場環境に改めて適応することは，負荷がかかるものです。また，職場も，復職者との関わり方に戸惑うことがあります。産業医や人事，上司と相談しながら試し出勤（リハビリ出勤）を実施することで，休職者と職場，双方

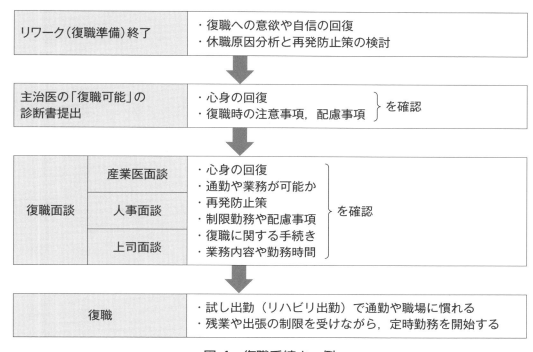

図4　復職手続き　例

　の負荷を和らげることができます。

　主治医の診断書を提出してから復職日を迎えるまで，数週間かかることもあるようです。産業医が会社に常駐せず，週1回や月1回の勤務といった場合もあるので，あらかじめ書類提出や復職面談のスケジュールを確認しておくとよいでしょう。

2. 復職にむけた主治医の役割

　厚生労働省（2020）による「心の健康問題により休業した労働者の職場復帰支援の手引き」（以下　手引き）では，会社がとるべき休職者への対応を，休職開始から復職までの5つのステップで示しています。多くの場合，会社はこの手引きを参考に，休職者への対応や復職手続きを進めています（表3：39ページ）。

復職にむけては，第2ステップで，休職者が主治医の診断書を会社に提出します。それをうけて，第3ステップで，会社は主治医から休職者の状態や回復程度，復職後の配慮事項を確認したうえで，復職者をどのように受け入れるかの具体的な計画を立てます。そして，第4ステップで，最終的な復職可否の判断をするのは会社です。

患者である休職者を治療する主治医は，休職者の病者の側面に着目し，患者の利益を優先します。一方，産業医は，労働者である休職者の健康や安全とともに，職場全体の健康管理や安全を担い，人事担当者や上司とともに，休職者の労働者としての側面に注目します。

主治医と産業医・人事や上司（会社）は，休職者に対する責任のもち方，立場や役割が違います。この違いをふまえて，復職要件を主治医とも共有し，その達成にむけた治療やアドバイスを求めることが大事です。

第1ステップと第2ステップの間は，主治医による治療を受けながら回復を目指します。この時，体調の回復がすぐに働ける状態に結びつかないことがあることに，注意が必要です。

3. リワーク支援の利用を検討する

メンタル疾患による休職者の復職を専門的にサポートするプログラムとして，復職支援（リワーク支援）があります。これは，医療機関や公的機関が行っており，同じように休職している仲間とのグループワークなどを通して，復職への不安や心構えを共有したりできます。リワーク支援を利用した人の再休職率は優位に低いとされるため（秋山ら，2018），リワーク支援の利用を，復職要件のひとつとする会社もあります。上記の第1ステップと第2ステップの間で，利用を検討するのもよいでしょう。ここでは代表的なリワーク支援の特徴を紹介します。なお，リワーク支援を利用する場合にも，適切な支援が受けられるように，支援スタッフと復職要件を共有してください。

①医療リワーク

医療リワークはうつ病治療の一環に位置づけられ，全国で約200カ所の医療機関で，

表３　職場復帰支援の５つのステップ

「こころの健康問題により休業した労働者への職場復帰支援の手引き」（厚生労働省，2020）から筆者作成

第１ステップ 病気休業開始及び 休職中のケア	• 病気休業診断書を提出。 • 休職者の心理的・経済的・職業的・将来的不安へのケアをする。
第２ステップ 主治医による 職場復帰可能の判断	• 復職を希望する場合，休職者から主治医による職場復帰可能の判断が記された診断書（復職診断書）を提出する。 • 現状では主治医は病状の回復によって復職可否を判断することが多いため，産業医などが休職者の業務遂行能力の回復程度を精査することも重要。
第３ステップ 職場復帰の可否の判断及び 職場復帰支援プランの作成	• 事業主が復職可否判断を行うため，休職者の意思確認や主治医からの就労に関する意見を収集する。 • 休職者の健康状態を中心とした状態や職場環境などを評価したうえで，「復職後に求められる業務が可能かどうか」を総合的に判断する。 • 可能の場合，復職日，安全配慮義務を含む業務内容，業務形態，フォローアップ内容などを検討して，個別具体的な職場復帰プランを作成する。
第４ステップ 最終的な職場復帰の決定	• 休職者の状態を最終確認し，産業医などが就業に関する最終的な措置を取りまとめ，事業主が最終的な職場復帰を決定する。
第５ステップ 職場復帰後の フォローアップ	• 管理監督者や産業保健スタッフなどは職場復帰支援プランに従って，復職者の心身状態や勤務状況，業務遂行能力などを継続的に確認する。 • 復職者への配慮が管理監督者や同僚にとって過度な負担となっていないかなどを確認する。

精神科リハビリテーションとして実施されています（うつ病リワーク協会, 2022）。スタッフは医師や臨床心理士などの心理職，精神保健福祉士や看護師などの，医療専門職で構成されており，健康保険に応じた費用が必要です。

　体調や生活リズムの安定を目指すことから始まり，回復程度に応じて，グループワークやオフィスワークなどの作業プログラムを行います。支援期間は数カ月から 1 年以上にわたることもあります。

②職リハリワーク

　職リハリワークは，独立行政法人高齢・障害・求職者雇用支援機構が各都道府県に設置する，地域障害者職業センターが行っています。スタッフは障害者の雇用支援を専門とする障害者職業カウンセラーや，公認心理師・臨床心理士，精神保健福祉士，産業カウンセラーなどの有資格者などで，雇用保険の被保険者であれば無料で利用できます。うつ病だけでなく，発達障害やその他の精神疾患による休職者も受け入れています。また，主治医と連携して休職者の状態に配慮したり，休職者を受け入れる職場と協力して職場の環境を整えたりする支援も行います。

　職場への再適応を目的としたストレス対処法やコミュニケーション，キャリアの再構築などのプログラムを実施しています。

③その他のリワーク

　会社に委託されて従業員の健康の維持・向上に関するプログラムを提供する「従業員支援プログラム（EAP）」でも，リワーク支援を行っている場合があります。ここでは，個別カウンセリングを通した休職者の心理的ケアや，会社と連携した職場の環境調整を行ったりします。

　また，医療リワークを実施しない医療機関でも，主治医や公認心理師・臨床心理士，精神保健福祉士などが，休職者の生活リズムの管理から復職のための指導，会社へのアドバイスを行うことができます。

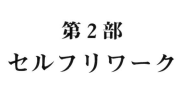

第 2 部
セルフリワーク

第 1 章

復職への心構え

1.　自分のための復職準備

　休養して体調が回復したというだけで，元の職場で，元の人間関係のなかで，元の業務をこなすことができるでしょうか。体調が回復したから，休職期限満了になるからと，何の対策も立てずに復職してしまっては，休職前と同じような苦しい状況に陥った時に，なすすべなく，再発する可能性があります。

　メンタル疾患による休職の場合は特に，体調が回復することと，働けるようになることは別のものです。安定した復職のためには，体調回復だけでなく，働くことをターゲットとした，段階を追った準備が必要です。また，復職の可否を判断するのは会社であり，会社との共通理解や協働が必要です。

　しかし，残念ながら，このような考え方は，医療スタッフや会社，休職者本人にも，十分に理解されていないのが現実です。そして，地理的・時間的な問題から，復職支援（リワーク支援）施設を利用できない休職者がほとんどです。長く休んだから，気持ちが落ちついてきたから，もう大丈夫だから，主治医が OK したからと，十分な根拠なく復職してしまう人が，まだまだ多いのです。

　復職する職場の環境や人間関係，業務の忙しさや難易度は，基本的には変わりません。同じような環境に戻っても，以前のような苦しい思いをしなくてすむように，自分に合ったストレス対処法や再発防止策を検討し，「もう大丈夫」と言える自信をつけてから復職してください。

　【治療・休養】を経て【健康管理】できるようになり，復職要件や復職までのスケジュール，手続きなどを確認したら，自分のために復職準備を始めましょう（図 5：46 ページ）。

2.　働くための能力

　自分のための復職準備では，【働くための能力】を回復することを目指します。

　働くためには，Bio（セルフマネジメント），Psycho（認知行動特性），Social（対人コミュニケーション），Vocational（合理的問題解決）の 4 つの能力をバランスよく運用する

【休職すること自体のストレス】
- 職場に迷惑をかけるのではないかという罪悪感
- まわりに遅れをとるのではないか，復帰できるだろうかという不安感，焦燥感
- もっとうまくやれたのではないか，もっとがんばれたはずだという後悔，自責感
- 働けなくなってしまったという自尊心や自信の喪失
- 職場や「こんなことになった」ことへの恨み，怒り
- 家族や近所の目などへの恥ずかしさ，情けなさ　など

【治療・休養】
- 服薬と受診，睡眠と栄養，軽い運動

【回復①：自分の身の回りのことができる】
- 生活リズムをコントロールできる
- 家族とコミュニケーションがとれる

【回復②：日常生活ができる】
- 昼寝や休憩をいれながら，簡単な家事ができる
- 趣味や買い物などの外出ができる
- 友人と連絡がとれる

【回復③：計画的に行動ができる】
- 家族や友人と外出などの約束が守れる
- 会社からの連絡に落ちついて応答できる

【回復④：復職を考え始める】
- 自分から会社に連絡をとり，復職について話ができる
- 主治医に復職について相談できる

【リワーク・復職準備の開始】
- 会社が定める復職要件，復職手続きやスケジュールを確認
- 主治医と復職手続きやスケジュール，復職要件を共有

図5　リワーク（復職準備）までの流れ　例

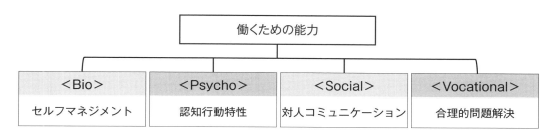

図6　働くための能力

必要があります（図6）。

Bio は自分で体調管理し，自立した生活を維持できるスキルです。これは自己保健義務にもつながる，職業人・社会人としての基礎です。

Psycho はものの考え方や感じ方や，それを基にした行動パターンです。その人らしさを形作るものですが，自分のやり方にこだわりすぎたり，無意識に同じ行動パターンを繰り返すことで，新しい出来事への適応や問題解決が困難になることがあります。自分自身の考え方や行動パターンがストレスにもなるのです。

Social は対人関係のもち方や，コミュニケーションのとり方です。これは Psycho と密接に関わるその人らしさの部分と，社会人としてのマナーや対人スキルの部分があります。

Vocational は業務遂行スキルであり，組織の中で役割を果たしながら，主体的かつ合理的に問題を解決するスキルです。

うまく働けている時には，あまり意識することなく，この【働くための能力】を自分でコントロールして，発揮しています。しかし，これらの能力の一部，あるいはいくつかがうまく発揮できなくなることで調子を崩し，思うように働けなくなり，休職に至ると考えられます。そこで，復職して再び安定的に働くために，これらの4つのカテゴリーのどこに，どのような課題があったのかを分析し，休職原因を把握します。そして，休職原因となっている課題を解決していくことで，Bio，Psycho，Social，Vocational のバランスを整え，再発防止につなげます。それが，復職成功のカギです。

第 2 章

復職準備①

現状把握

　復職準備は，「体調を崩して思うように働けなくなったが，もう一度働けるようになりたい」という，自分自身の問題を解決するものです。問題解決自体は，多くの人にとって，仕事をする上でもともとはできていたことです。もともとできていたことを，自分自身の問題に応用するのです。

　問題解決の第一歩は，何がどのように問題なのかを把握して，何をどうしたらよいかの目標を定めることです。自分自身の問題に取り組むために，まずは自己分析してみましょう。

　自己分析というと，自分の短所や欠点に焦点を当てて必要以上に落ち込んだり，うまくできなかったことを人のせいにしたりしがちですが，問題解決のための自己分析は，自己批判や自己卑下，他者を責めるためにするものではありません。一時的に自分はダメだと落ち込んだり，卑屈になったり，感情的になるのは仕方ありませんが，ネガティブな感情に執着するのはやめてください。ネガティブな感情から離れられないとしたら，その考え方自体がストレスを生む要因となっている可能性があります。そのような考え方も含めて，自己分析してみてください。

　復職準備の問題解決は，自分自身をよりよくするためのものです。以下にあげる【自分自身の問題解決のコツ】を意識しながら，自分自身を客観的にとらえ，戦略的に問題解決する視点をもって，復職を目指してください。

自分自身の問題解決のコツ

＜自己理解・自己受容＞
1. 自己分析は自己非難ではない。多面的・客観的に自分を見ることで自己理解・自己受容する。
2. 自己分析は長所・短所・潜在能力を発見するもの。
3. 短所だけが休職原因ではない。短所と長所は表裏一体，長所も度が過ぎれば短所。

＜問題解決思考＞
1. 休職原因を自分と相手・会社との関係性から考える。
2. 自己分析はなりたい自分や今後どうしたいかという，目標を決めるもの。
3. 問題解決には具体的な課題抽出，具体的な目標・方法・達成レベル・締切設定が大事。
4. 短所を直すより，長所で短所をカバーする潜在能力を発揮する方法を考える。
5. 問題解決はひとりでやるより，協力者をうまく使う。信頼できるサポーターと必要十分なコミュニケーションをとる。
6. 全体を見て失敗から学ぶ。PDCA を繰り返す。慎重に準備し大胆に行動する。
　　　　　　※ PDCA とは，P（Plan 計画），D（Do 実行），C（Check 検証），A（Action 改善）

＜主体性と自己成長＞
1. 仕事も人生も自分が主役。
2. 自分で考え，覚悟を決めて決断し，責任をもって行動する。このくり返しで自信をつける。

1.　自分の「社会人基礎力」を確認する： 「社会人基礎力チェックリスト」

　社会人基礎力（経済産業省，2006）は，職場や地域社会で，人と関わりながら仕事をするために必要な能力です（図 7，表 4：53 〜 54 ページ）。「前に踏み出す力（アクション）」「考え抜く力（シンキング）」「チームで働く力（チームワーク）」から構成されており，どんな職種でも役職でも，共通して求められます。

　この能力は，人間性や基本的生活習慣（思いやり，公共心，倫理観，基本的なマナー，身の回りのことを自分でできる自立や自律）を基礎として，基礎学力（読み，書き，計算，基本的 IT スキルなど）や，専門知識（仕事に必要な知識やスキル，資格など）と相互に影響しあいながら発揮され，発達していきます。

　まず，「社会人基礎力チェックリスト」（表 5：55 ページ）で，各項目について苦手から得意まで，自己評価して，自分の特徴を確認してください。

　次に，「社会人基礎力分析チャート」（図 8：56 ページ）に，社会人基礎力チェック表の点数をプロットして，チャートを作ってください。これで自分の得意・不得意が視覚

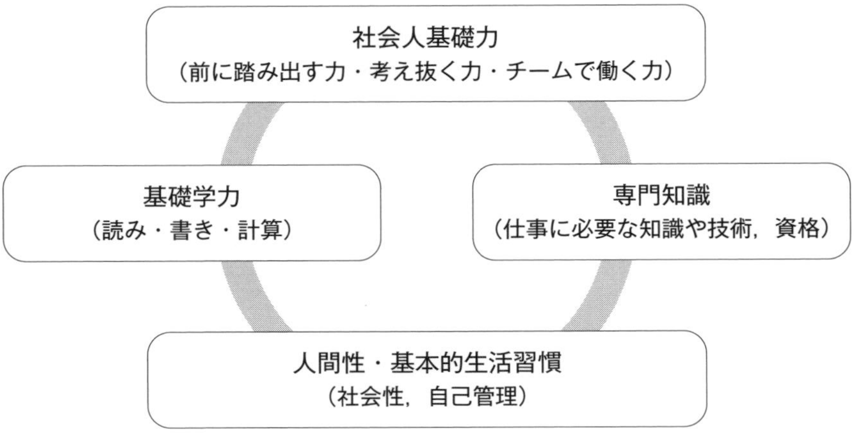

社会人基礎力
（前に踏み出す力・考え抜く力・チームで働く力）

基礎学力
（読み・書き・計算）

専門知識
（仕事に必要な知識や技術，資格）

人間性・基本的生活習慣
（社会性，自己管理）

図 7 「社会人基礎力」

経済産業省「社会人基礎力に関する研究会－中間とりまとめ」（2006）から筆者作成

表 4　社会人基礎力①

（経済産業省「社会人基礎力に関する研究会 – 中間とりまとめ」(2006) から筆者作成）

社会人基礎力		具体例	特徴　高／低
前に踏み出す力（アクション）	主体性	• 自分でやるべきことを見つけて実行する • 自分で情報を収集し，考えて，行動する • 知識，技術を意欲的に身につけようとする	積極的，意欲的／受け身的
	働きかけ力	• 自分から報告・連絡・相談できる • 共に問題解決するために，交渉できる • 集団行動できるよう，リーダーシップがとれる	リーダーシップ，人を巻き込む／引っ込み思案，ひとり作業が得意
	実行力	• やるべきことを，タイミングよく行える • 目標をもって計画を立て，手順を追って物事を進める • 困難な状況や苦手なことでも，粘り強く挑戦できる	問題解決志向，あきらめない，挑戦／感覚的，直観的，保守
考え抜く力（シンキング）	問題発見力	• 客観的に状況を把握し，課題を分析できる • 取り組むべき課題を特定できる • 多くの課題から，今，取り組むべき課題を選択できる	観察力，目標に向かってがんばる／ひとつずつ，ルーティン作業が得意
	計画力	• 課題解決への具体的な目標やゴールを設定できる • 課題解決の具体的な行動や手順，協力者，必要な道具などを検討できる • 複数の課題を同時進行するための計画が立てられる	アイデアマン，考えが柔軟，新しいことが好き／いきあたりばったり
	創造力	• 他者の意見や経験を取り入れ，物事を多面的に見る • よりよくするための工夫や改善を積極的に行う • よりよい方法やシステム，ルールを構築するため，他者と協働する	発想豊か，成長意欲／マイペース，自分の世界

表4　社会人基礎力②

（経済産業省「社会人基礎力に関する研究会－中間とりまとめ」（2006）から筆者作成）

社会人基礎力		具体例	特徴　高／低
チームで働く力（チームワーク）	発信力	• 6W2H で情報整理し，目的にあった情報提供ができる • 適切な内容，タイミングで報告・連絡・相談できる • TPO に合った DESC 法やアサーションを使える	論理的／感情表現が苦手
	傾聴力	• 6W2H で情報収集できる • 情報を分析し，課題を設定できる • TPO に合った受け答えができる	聞き上手，情報収集がうまい／人の話を聞かない，情報がとれない
	柔軟性	• 自分のやり方や考え方にこだわらず，他者の意見も参考にする • 目的や TPO に合わせて臨機応変に対応できる • 相手の意見や立場を尊重し，相互理解を深める	適応力がある，新しいことが好き／ルーティン作業の方が得意
	状況把握力	• 自分や相手，組織のニーズから，適切な目標設定をする • 目標に応じた役割をはたせる • 組織体制や組織図に合った行動がとれる	客観的，目的的／主観的，感情的
	規律性	• 社会や業務上のルールを守る • 決まったことや指示されたことを，その通りに行う • 上司からの指示や約束を守る	決まったことをやるのが得意，従順，几帳面／おおらか，柔軟，革新的
	ストレスコントロール力	• 自分にとってのストレスは何かを把握している • 自分なりのストレス対処法があり，不調となる前に対処できる • 成長や挑戦に必要なストレスがあることを理解している	鈍感力が高い，プレッシャーに強い／くよくよ，根にもつ，打たれ弱い

表5　社会人基礎力チェックリスト　記入例

各項目について自己評価をつけてください。

		苦手	やや苦手	やや得意	得意	備考
前に踏み出す力（アクション）	① 主体性	1	②	3	4	リーダーというよりフォロワータイプ
	② 働きかけ力	1	②	3	4	人に協力を求めたり人を巻き込むのは苦手
	③ 実行力	1	2	③	4	与えられたことはきちんとやる
考え抜く力（シンキング）	④ 問題発見力	1	2	③	4	何をどうしたらいいか考えるようにしている
	⑤ 計画力	1	2	3	④	スケジュールや手順の管理は得意
	⑥ 創造力	1	2	③	4	新しい方法を考えるのは好き
チームで働く力（チームワーク）	⑦ 発信力	1	②	3	4	自分から口火を切るのは苦手
	⑧ 傾聴力	1	2	3	④	人の話や意見は丁寧に聞くようにしている
	⑨ 柔軟性	1	2	③	4	いろいろな人の意見を聞く（優柔不断な時もあるかも）
	⑩ 状況把握力	1	2	③	4	何を解決したらゴールにたどり着けるか，イメージできる
	⑪ 規律性	1	2	3	④	決められたことはきちんとできる
	⑫ ストレスコントロール力	①	2	3	4	自分にとって何がストレスかよくわかっていない

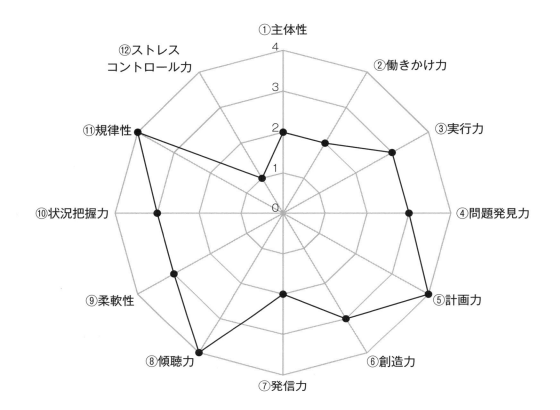

図8　社会人基礎力分析チャート　記入例

的に把握できます。

　そして，「社会人基礎力の現状と課題」（表6：57ページ）を記入します。

　苦手なことを勉強したり，短所をなくすために努力するのも大事ですが，得意なことや，すでにできていることで苦手を補うほうが，効率的で簡単で，気分もよいものです。得意なことや長所など，すぐに活かせる自分の特徴を大事にしながら，今後の課題や目標に取り組んでください。

表 6　社会人基礎力の現状と課題　記入例

各項目について，まとめてみましょう。

		現状の能力・長所， 今後活かしたいこと	今後の課題，目標
前に踏み出す力 （アクション）	① 主体性	人をサポートできる	もっと積極的に自分の役割を見つけてやってみる
	② 働きかけ力	人を助けることに喜びを感じられる	報・連・相をうまくできるようになる
	③ 実行力	自分の責任は果たすように努力している	今までやったことのないことにも挑戦してみる
考え抜く力 （シンキング）	④ 問題発見力	どうしたらよいか自分なりに考えている	自分の意見を伝えてみんなに共有する
	⑤ 計画力	スケジュールを立ててコツコツとできる	より詳しい to do リストを作れるようにする。課全体のスケジュール管理をできるようになりたい
	⑥ 創造力	もっとよくするには，と考えるのは好き	アイデアを発信してみる
チームで働く力 （チームワーク）	⑦ 発信力	考えはあるが表現方法がわからない	文章，口頭，プレゼンなどいろいろな方法を試してみる
	⑧ 傾聴力	人の話はよく聞く。アドバイスを受け入れれる	自分の意見も伝えてディスカッションをしてみる
	⑨ 柔軟性	人の話をよく聞くが，優柔不断になることもある	自分の軸を大切にしてより良い考えを構築する
	⑩ 状況把握力	ゴールは何かを意識している	メリット，デメリットなどを客観的に考える
	⑪ 規律性	決まったことは守る	よりよくするためのルール作りもやってみたい
	⑫ ストレス 　　コントロール力	とにかくがんばろうと思ってやってきた（結局つぶれたが……）	自分にとってのストレスを把握して，リフレッシュの時間を持つ

2. 現在の自分の状態を確認する：
「復職準備チェックリスト」

　「社会人基礎力チェックリスト」と「社会人基礎力の現状と課題」では，自分の特徴に基づいて，今後，何をどうしたいかを考えました。

　次に，「復職準備チェックリスト」を使って，現在の自分の状況を，より具体的に見ていきます。このチェックリストには，休職者に該当しやすい課題を，【働くための能力】Bio, Psycho, Social, Vocational に分けて示してあります（表7：59〜62ページ）。

　休職前の調子を崩していた時にあてはまるものを「○」，休養して少し落ちついた現在にあてはまるものを「●」で示し，回復したことと，そうでないもの（もともとの特性である可能性もあります）を確認するのもよいでしょう。

　また，家族や会社の人にチェックリストをつけてもらうことで，自己評価とのギャップを把握できます。自分ではできているつもりでも，まわりの人から見ると不十分だったり，自分では苦手だと思っても，まわりの人からは評価されていることもあります。このようなギャップがある項目は，休職原因に深く関わっているかもしれません。

　なお，Bio, Psycho, Social, Vocational のそれぞれに，発達障害の傾向にあてはまる項目を入れてあります。職場でのストレスには，発達障害の傾向が関係していることもあるので，チェックリストを主治医とともに確認して，より専門的に再発防止策を検討することもできます。

表７　復職準備チェックリスト①　記入例

復職準備チェックリスト				○印　記入日：20XX 年　　X 月　　X 日 ●印　記入日：　　年　　　月　　　日	当てはまる			当てはまらない	コメント（内容の詳細や今後の課題など）
Bioセルフマネジメント	基本的生活習慣	1	起床・就寝時間は一定である		1	2	3	④	寝つけない。途中で起きることがあると，朝起きられない
		2	睡眠時間は十分確保できている（寝付けない・途中で起きるなどはない）		1	2	③	4	薬を飲めば寝つける
		3	日中に眠気はない		1	2	3	④	疲労感あり。昼寝する
		4	食事はとれている		1	②	3	4	朝昼兼ねてとる
		5	買い物，受診，旅行など必要な外出ができる		1	2	③	4	通院はできる
		6	外出しても翌日に疲れが残らない		1	2	3	④	通院翌日はぐったりする
		7	整容・身だしなみは整っている		1	②	3	4	毎日，着替えるようにしている
		8	平日に活動して疲労があっても，週末に休養をとって回復できる		1	2	3	④	×
	集中力・持続力 活動意欲	9	読書やPCなど，１時間程度継続して作業できる		1	2	3	④	すぐ疲れる
		10	家事や外出などの計画・準備ができる		1	②	3	4	
		11	家事や外出などを計画通り実行できる		1	2	③	4	家事はできる時だけやる
		12	職場に戻って仕事をしたい		1	2	③	4	まだ不安
	疾病管理セルフケア	13	定期的に受診している		①	2	3	4	
		14	服薬遵守している		①	2	3	4	
		15	症状が出ないように，対処できる		1	2	③	4	
		16	症状が悪化する前に，対処できる		1	2	3	④	
		17	症状が出てしまったとき，対処できる		1	②	3	4	無理せず休む

表7　復職準備チェックリスト②　記入例

				当てはまる ⟷ 当てはまらない				コメント（内容の詳細や今後の課題など）
Psycho 認知行動特性	生活歴 自己理解 認知（考え方・感じ方）		18	休職原因を把握できている	1	2	③	4	なんとなく考えるが，思い出すのがつらい
			19	「職場や会社のせいで病気になった」などの感情をもっている	1	②	3	4	
			20	自分にとってのストレスとは何か，把握できている	1	2	③	4	
			21	ストレスや心配事があっても，感情を安定できる	1	2	3	④	すぐ落ち込む。イライラすることもある
			22	ストレスや心配事があっても，やるべきことを完遂できる	1	2	3	④	
			23	ストレスを緩和する方法（趣味・リラックス法など）がある	1	2	3	④	
			24	相手に気を遣いすぎず，自分の意思で物事を決定できる	1	2	3	④	
			25	将来の見通しや夢，人生設計がある	1	2	③	4	復職できるか不安
			26	子育てや介護など，家庭人としての役割が負担になっている	1	②	3	4	家族に心配をかけて申し訳ない
			27	子どものころから得意なことと不得意なことがはっきりしていた	1	2	③	4	
			28	子どものころに不登校などの経験がある	1	2	3	④	

表7　復職準備チェックリスト③　記入例

				当てはまる ← → 当てはまらない				コメント（内容の詳細や今後の課題など）
Social 対人コミュニケーション	サポート	29	家族は協力的である	①	2	3	4	心配をかけているがゆっくりできるように気を配ってくれる
		30	家族に相談できる	1	②	3	4	気をつかってくれる
		31	会社（復職担当者・産業保健スタッフ・上司・同僚など）に相談できる	1	2	③	4	手続きはしている
		32	主治医・医療スタッフに相談できる	1	②	3	4	どう相談したらいいかわからない
		33	友人に相談できる	1	2	③	4	
		34	社会資源（市役所や公的機関の相談窓口や制度など）を活用できる	1	2	3	④	
	社会的スキル	35	事実に基づいた情報処理（聞く・判断する・話す）ができる	1	2	③	4	頭がよく働かない感じ
		36	目的やTPOにあったコミュニケーションがとれる	1	2	③	4	やらなければと思うが，思うように行動できない
		37	相手の立場や状況を考慮してコミュニケーションがとれる	1	2	③	4	
		38	報・連・相ができる	1	2	③	4	
		39	会社などの規則・ルール，約束を守れる	1	2	③	4	
		40	協調性がある	1	②	3	4	

表7　復職準備チェックリスト④　記入例

				当てはまる ◀▶ 当てはまらない				コメント（内容の詳細や今後の課題など）
Vocational 合理的問題解決	計画性 問題解決 論理的思考	41	あいまいな指示でも理解できる	1	2	③	4	
		42	事実と感情を区別して，目的に応じた合理的な考え方ができる	1	2	③	4	
		43	相手の要求にあった行動（連絡・資料作成など）ができる	1	2	③	4	できていたつもりだが自信がなくなっている
		44	状況に合わせて柔軟に対応できる	1	2	③	4	
		45	途中で問題が起きても，やりなおしたり，軌道修正したりできる	1	2	③	4	
		46	先の見通しをもって準備できる	1	2	③	4	
		47	複数の作業を組み合わせて，並行作業できる	1	2	③	4	
	実務能力 業務知識 役割行動	48	自分に求められる仕事内容やレベルが理解できている	1	②	3	4	
		49	自分に求められる仕事を遂行できる	1	2	3	④	休んでしまった
		50	自分に期待される以上の役割を担おうとしていない	1	2	③	4	いろいろな仕事を引き受けすぎたかも
		51	自分に期待される役割を負担に感じていない	1	2	3	④	もっとがんばらなきゃと思っていた
		52	自分が担当する仕事に関する知識はある	1	2	3	④	新しい部署で初めてのことばかりだった
		53	担当する仕事に関して不足している知識はなにか理解している	1	2	3	④	すべて
		54	目的に応じた書類作成などができる	1	②	3	4	

3. 復職要件とのすりあわせ

　復職準備を始める時に，会社があげる復職要件を確認しました（表2：35ページ）。その要件が，「社会人基礎力チェックリスト」や「復職準備チェックリスト」の結果とどう関連するか，検討してください。復職要件に含まれていて，自分の課題となっているものから，どう取り組んでいくかを考えましょう。

　復職要件になっていないことでも，今後，自分が働く上で必要だと思うことに積極的に取り組むことで，よりよい働き方ができるようになり，自信回復や再発防止に役立ちます。

復職要件＝「何が，どの程度，回復している必要があるか」を確認して，自分に必要なことを考える

＜例＞

【Bio：セルフマネジメント】
- 生活リズム，通院，服薬の状況
- 家事，パソコンなどの軽作業，外出などの状況
- 疲労や体力を自分で管理できる

【Psycho：認知行動特性】
- 会社や仕事，同僚や上司に対する感情
- 仕事への意欲

【Social：対人コミュニケーション】
- 日常的なコミュニケーションができる
- ビジネスコミュニケーションができる
- 他者と協力して行動できる
- 内容に応じた相談相手がいる

【Vocational：合理的問題解決・業務遂行】
- 定時（9時から5時など）の間，集中して継続作業できる
- 業務に必要な知識やスキルを覚えている／思い出せる
- 与えられた業務ができる

第 3 章

復職準備②

目標設定

1. 復職準備の目標設定：「セルフマネジメントシート」

「社会人基礎力チェックリスト」と「復職準備チェックリスト」からわかった自分の特徴や復職に向けた課題と，会社が示す復職要件から，復職にむけた目標とタイムスケジュールを，「セルフマネジメントシート」に整理します（表8：68ページ）。

「課題ばかりでどうしていいかわからない」という人もいるかもしれませんが，Bio, Psycho, Social, Vocational ごとに重要課題を設定して，長所で補えそうな課題がないか検討したり，復職要件となっている重要課題を中心に取り組むなど，工夫してみてください。

すべての課題が完璧に解決されるのは難しいものです。どの課題に取り組むのか，どの程度達成できればいいのか，目標は現実的に，必要十分なレベルで設定します。理想を追い求めて，なかなか成果が実感できないことがストレスとなってさらに自信をなくしたり，何から手をつけたらよいかわからないことを言い訳にして何もしない，ということがないようにしてください。できることから，できる範囲で，PDCA を継続することが，自分に関する問題解決のコツです。

なお，自分の特性を振り返って，休職原因を分析すること自体も，ストレスになります。休職前の状況や職場の状況を思い出して気分や体調が不安定になる場合は，【治療・休養】【健康管理】を続けてから，改めてチャレンジしてもよいかもしれません。主治医と復職準備をはじめる時期を相談して，安全に復職を目指してください。

表8　セルフマネジメントシート　記入例

記入日　20××年　×月　×日

	課題	目標 （どうなりたいか， 何ができるようになりたいか）	いつまでに
\<Bio\> セルフマネジメント 基本的生活習慣 集中力・持続力 活動意欲 疾病管理	・生活リズムが乱れている ・疲れやすい	・通勤と同じ生活リズムにする ・通勤できる体力をつける	・復職まで ・復職後もずっと
\<Psycho\> 認知行動特性 自己理解 生活歴	・休職原因がわかっていない ・再発防止策を考える	・自分の特性を理解する ・産業医面談で説明できるようにする	・5月中 ・6月中旬
\<Social\> 対人コミュニケーション サポート 社会的スキル	・苦手な人とのコミュニケーションがストレスになる	・仕事に必要なコミュニケーションをとる ・コミュニケーションの練習をする	・6月中旬 （産業医面談で実践） ・復職後ずっと
\<Vocational\> 合理的問題解決 論理的思考 計画性 役割行動 業務知識 実務能力	・仕事を抱え込み、役割以上のことをしていた ・業務内容ややり方があいまいなまま進めていた	・自分の役職にあった業務とは何か考える ・業務の目標や目的にあった業務遂行をしたい	・5月末まで ・復職後ずっと

コラム2　目標設定は「SMART」に，「スモール・ステップ」で

　問題解決のコツは，具体的な目標設定と行動力です。S.M.A.R.T や S.M.A.R.T.E.S.T を参考にして，具体的で現実的に，タイムスケジュールを意識して，確実に実行できる目標を設定してください。さらに，一歩一歩，最終目標に到達するように目標を分解して，スモール・ステップで実行します（図3）。

　これらの考え方はビジネスでよく使われるものですが，これを，復職という，自分自身の問題を解決するために応用するのです。これも，以前できていたこと，すでにある能力を活かすことです。

SMARTEST な目標設定	
Specific	具体的に
Measurable	結果や進捗が測定可能（数値目標など）
Achievable	達成可能
Result-oriented	結果を出すために
Time-bound	期限を決める
Energizing	積極的に実施する
Signed	責任をもって実施する
Tested	試してみる，成功したことは応用する

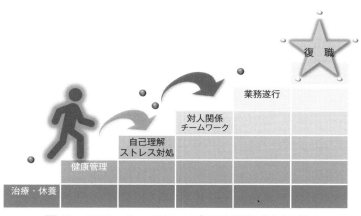

図3　スモール・ステップで目標達成を目指す

2.　行動目標の設定：「行動計画（ToDo リスト）」

　セルフマネジメントシートで課題と目標，おおまかな達成スケジュールが決まったら，それをより具体的な「行動計画（ToDo リスト）」に落とし込みます（表9：71 ページ）。

　まず，セルフマネジメントシートの「目標」を実現するために必要な行動は何か，目標を分解して，ToDo リストを具体的に考えます。ひとつの目標に対して，2〜3個の行動を書き出します。

　ToDo リストができたら，それを締切に合わせて，実行する順番に並び替えます。具体的な ToDo リストができれば，あとは順番どおりに実行します。

　行動計画は，「あとは行動するだけ」になるように作るのが大事です。そのため，ToDo リストは，具体的な行動の積み重ねとして，記載してください。

　例えば，表9の Vocational「業務の進め方を工夫する」という書き方は，何を，どのように，どれくらいしたらいいのかが不明瞭です。そこで，「業務の進め方を工夫する」のさらに詳しい ToDo リスト，例えば，「業務の指示を受けたら，納期を確認する」「業務に取りかかる前に，必ず線表（ガントチャート）を作る」など，さらに下位項目を検討します。この表に書ききれなければ，欄を追加したり，別の用紙に書いておくのもよいでしょう。

　このように，課題や目標，ToDo リスト，締切を体系的にまとめると，復職が大目標（目的），Bio, Psycho, Social, Vocational の課題が中目標（目標），Todo リストが小目標（行動目標）となる，問題解決のためのロジックツリーになります（図9：72 ページ）。

　目的・目標・行動目標を体系的に把握し，それを実行するのは，主体的に仕事を進めるための基本であり，復職後の業務遂行の練習になります。現状把握・課題の抽出・目標設定・行動計画は問題解決の基本であり，ここをしっかりやることで PDCA がうまくまわせるようになります。さらに，ToDo リストに締切を書き加えて，ガントチャートにすることもできます。「仕事ではそれができていた」という人もいるかもしれません。業務でよく使う知識やスキルを，自分の問題解決に応用すればよいのです。

　休職を自分が解決すべき課題と位置づけ，できることからひとつずつ，現実的に確実に課題をクリアしてくだい。

表9 行動計画（ToDoリスト） 記入例

	課題	目標	ToDo	締切
B	生活リズムが乱れている	通勤時と同じ生活リズムにする	22時就寝，8時起床	4月15日
			23時就寝，7時起床（通勤時と同じ）	4月30日
	疲れやすい	通勤できる体力をつける	朝夕1時間ウォーキングする	5月31日
			会社の最寄り駅まで通勤訓練する	6月30日
P	休職原因がわかっていない	自分の特性を理解する	自動思考チェックリスト，ComPs-CBT	4月30日
			復職準備チェックリストなどの見直し	4月30日
			エゴグラム	5月7日
			休職前の働き方をふりかえる	5月15日
			自分にとってのストレスとは何かを考える	5月22日
S	苦手な人とのコミュニケーションがストレスになる	仕事に必要なコミュニケーションをとる	対人関係図をかく	4月30日
			対人関係図から誰に，何を，いつ，どのように報連相するか考える	5月15日
		コミュニケーションの練習をする	家族，友人，人事，産業医との会話で実践	6月30日 産業面談
V	仕事を抱え込み，役割以上のことをしていた	自分の役職にあった業務とは何かを考える	上司や同僚，自分の業務範囲を整理する	5月15日
			自分がやるべきこと，やってはいけないこと，人に頼むべきこと，やらなくていいことを整理する	5月30日
	内容ややり方があいまいなまま進めていた	業務の目標や目的にあった業務遂行をしたい	業務の目標や目的の把握の仕方を考える	5月30日
			業務の進め方を工夫する	5月30日
その他	復職面談の準備	レポートを作成する	休職までの経緯をまとめる	6月7日
			休職原因をまとめる	
			再発防止策をまとめる	6月15日
		産業医面談の予定をいれる	会社と主治医に現状報告をする	5月中旬
			産業医面談のアポをとる	5月下旬
			主治医診断書や復職手続き書類を作成する	5月下旬

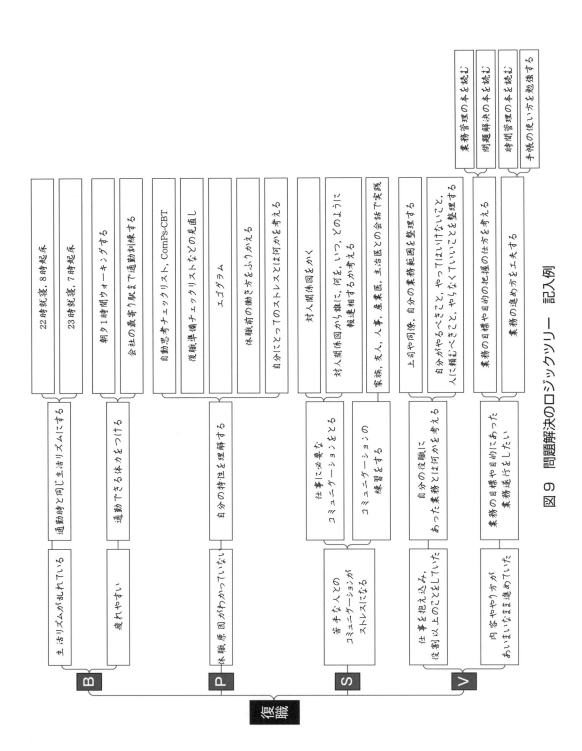

図9　問題解決のロジックツリー　記入例

復職

B
生活リズムが乱れている
　通勤時と同じ生活リズムにする
　　22時就寝，8時起床
　　23時就寝，7時起床

疲れやすい
　通勤できる体力をつける
　　朝夕1時間ウォーキングする
　　会社の最寄り駅まで通勤訓練する

P
休職の原因がわかっていない
　自分の特性を理解する
　　自動思考チェックリスト，ComPs-CBT
　　復職準備チェックリストなどの見直し
　　エゴグラム
　　休職前の働き方をふりかえる
　　自分にとってのストレスとは何かを考える

S
苦手な人とのコミュニケーションがストレスになる
　仕事に必要なコミュニケーションをとる
　　対人関係図をかく
　　対人関係図から誰に，何を，いつ，どのように報連相するかを考える
　コミュニケーションの練習をする
　　家族，友人，人事，産業医，主治医との会話で実践

仕事を抱え込み，役割以上のことをしていた
　自分の役職に
　　あった業務とは何かを考える
　　上司や同僚，自分の業務範囲を整理する
　　自分がやるべきこと，やってはいけないこと，人に頼むべきこと，やりたくていいこと整理する

V
内容ややり方があいまいなまま進めていた
　業務の目標や目的にあった業務遂行をしたい
　　業務の目標や目的の把握の仕方を考える
　　業務の進め方を工夫する
　　　業務管理の本を読む
　　　問題解決の本を読む
　　　時間管理の本を読む
　　　手帳の使い方を勉強する

> ### コラム 3　PDCA サイクルを繰り返して，失敗から学ぶ

PDCA サイクルも，ビジネスよく使われる考え方です（図 10）。Plan（計画を立てる）・Do（計画を実行する）・Check（やってみた結果がどうだったか確認する）・Action（結果がよければそのまま続ける。結果がよくなければ，別の方法を考えて，次の PDCA を始める）の頭文字をとって，PDCA と呼ばれます。ここで気をつけたいのが，PDCA はサイクルであるということです。

うまくいかないことがあると，早々に失敗したと結論づけて，そこでやめてしまう人がいます。失敗を失敗のまま放置するから，失敗なのです。しかし，PDCA の A は「結果がよくなければ，別の方法を考えて，新しい PDCA を始める」ということです。

初めてのことや難易度の高いことは，一度トライしただけで思うような結果が出ないのは当然です。一度目の PDC を適切に評価（A）して，目標の立て方を変えてみる，別の方法を試してみる，誰かに相談してみるなど，新しい PDCA を繰り返してください。

そうすることで，たとえ最終的に思うような結果が出なくても，「そうやるとうまくいかない」という知識や経験が得られたり，あきらめずに取り組む姿勢が養われ，やるべきことはやったという自信がつきます。このように失敗から学ぶことができれば，失敗が失敗でなくなります。

休職を職業人としての失敗，人生の失敗と考える人がいます。休職をどう受けとめ，どう問題解決に取り組むかによって，休職を失敗にとどめず，人生の学びにできるのです。

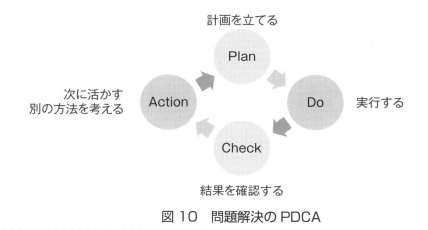

図 10　問題解決の PDCA

第4章

復職準備③

自己理解と休職原因の分析

　これまでは，「社会人基礎力チェックリスト」や「復職準備チェックリスト」を使って，主に Bio や Vocational に関する自分の現状や課題を把握し，復職に向けた目標を検討しました。ここでは，自分の考え方やコミュニケーションといった Psycho（認知行動特性・心理的課題）や Social（対人コミュニケーション・社会性）から自己理解を深め，それが休職原因にどう関連しているのかを，より詳しく分析します。

　メンタル疾患による休職者の多くは，自分自身の考え方や感じ方が，対人関係や仕事の仕方に影響を及ぼして，ストレスを生じさせています。自分自身の特性がストレスを生み出し，自分自身を苦しめて休職に至ることも多いのです。

　自分の内面と向き合うのは大きなストレスですが，自己分析の目的は，自己卑下や自己憐憫，自己非難をすることではありません。長所と短所は表裏一体です。ありのままの自分を受けとめることで，自分の特性にあった再発防止策を見つけてください。

1．認知行動特性の理解

①自分を客観視する：「自分マトリックス」

　これまでの自己分析などをふまえて，自分の長所と短所，得意と不得意，できていたことと努力していること，今後できるようになりたいことを，「自分マトリックス」に書き出します（表10：78ページ）。マトリックスには，何かを生み出す基盤，という意味があります。この表で，自分の基礎となる特徴を整理してください。

　まずは本来の自分とはどんなものか，よいところも，そうでないことも，率直に書きます。

　子ども時代や学生時代，職場やプライベートでの出来事を広くふり返って，自分で考える自分像をまとめます。【これまで努力したこと】や【現在，努力していること】【今後，がんばりたいこと】からは，主体的に行動できることや，モチベーションを保ちやすいこと，困難を乗りこえる時の方法やパターンなど，自分ではあまり意識してこなかった能力が発見できます。

　例えば，学生時代の部活動でのリーダーやキャプテンの経験は，仕事でのリーダーシップ，

表 10　自分マトリックス　記入例

【長所】	【短所】
・諦めず努力する ・誰とでも仲良くできる ・丁寧 ・集中力がある	・失敗をいつまでも引きずる ・断れない ・人の顔色を気にしすぎる
【得意なこと】	【苦手なこと】
・細かいことにも気がつく	・臨機応変 ・注目されること ・〆切りに追われる
【昔できていたこと】	【現在，努力していること】
・部活の副主将としてリーダーを支えた ・メンバーの相談役になった ・分担が決まっていない業務を引き受けて感謝された	・新しい業務の勉強 ・新しい部署に慣れる
【今後，がんばりたいこと】	
・新しい業務を一人でこなす ・リームリーダーとしてメンバーをマネジメントする ・ストレス対処を早くできるようにする	

　子どものころの習い事を投げ出さずに努力し続けた経験は，チャレンジ精神として，今でも応用できる能力です。子どものころに転入生に親切にして仲良くなれたことは，他者を思いやる面倒見の良さという能力を表しているかもしれません。人が興味をもたないことにも集中して取り組んだ経験は，オリジナリティや集中力の高さを表すかもしれません。

　さらに家族や友人に意見を聞いてみると，自覚していなかった能力に気づいたり，自己評価と他者評価の違いから，自分を違う角度から見つめられるようになります。

　短所や苦手なことを長所や得意なことで補えないか，これまでの経験を応用して問題解決できないかという視点から，すでにもっている能力や経験を活かせるように，自分を再評価してください。

②自分の認知行動パターンを理解する：「自動思考チェックリスト」

　一般的に復職支援のプログラムでは，うつ病の治療に効果がある認知行動療法を取り入れています。認知行動療法では，人は日常的に，出来事や相手といった情報を，これはこうに違いないとか，良い悪い，好き嫌いなど，自分の経験から作り上げた価値基準で判断しており，その判断によってどんな行動をとるかが決まると考えます。そして，この判断と行動はセットとなって，パターン化されます。この，いつも同じパターンをひきおこす考え方を「自動思考」，自動思考による行動のパターン化を「認知行動パターン」といいます。

　図 11（80 ページ）を見て見てください。「約束に遅れそうだ」という出来事に対して，A さんは，ネガティブな自動思考を思い浮かべます。そして，「諦めて家にいる」という行動をとります。その結果，「約束を破り，自己嫌悪に陥る」ことになります。A さんは，「困難な出来事」があると，このような「どうせ無理だ」という自動思考が発揮されるため，いつも同じように「諦める」という行動をとって，よくない結果を招き，「やっぱり自分はダメだ」と考えて落ち込むという，悪循環を強化します。このように，自分の自動思考がさらなるストレスを生み，知らず知らずのうちに，自分を苦しめることになります。

　一方，B さんは，「約束に遅れそうだ」という同じ出来事に対して，「遅刻しても参加する方がよい」という自動思考を思い浮かべ，その考えに従って「相手に連絡して，急いで向かう」という行動をとります。その結果，「約束を実行して，楽しく過ごす」ことができました。そして B さんは，「失敗しても乗り越えられた」という経験をしたこ

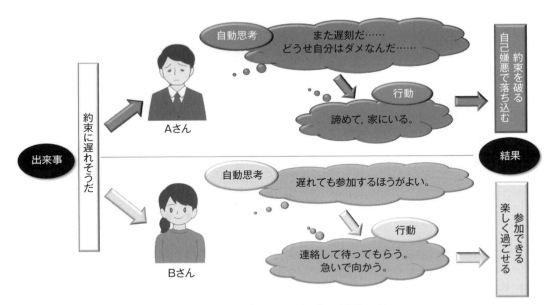

図 11　自動思考による行動と結果の違い

とで，また同じような困難な出来事があった時にも，前向きに考え，行動できるでしょう。

　このように，自動思考や認知行動パターンは人それぞれであり，同じ出来事に対しても，強いストレスを感じる人もいれば，影響を受けない人もいます。同じような出来事があると，いつも同じようなよくない結果になってしまうという場合，自動思考を見直して，認知行動パターンを変えることで，結果も変えられる可能性があります。

　ここでは，自分がどのような自動思考をもっているのか，ストレスを大きくしてしまう考え方や行動パターンがないかを確認します。まずは，よくない結果を招く自動思考がないか，チェックしてみましょう（表 11：81 ～ 85 ページ）。そして，それらの認知行動特性が休職原因とどのように関連するかを理解して，よくない認知行動パターンを変えられないか，検討してみましょう。

　本来，自動思考は，長年培ってきた自分らしさでもあります。自動思考があることで物事を判断するために使うエネルギーを節約できたり，瞬時に答えを出せたりする，よい側面もあります。すべての自動思考を変えなければいけないのではありません。よい結果を生む自動思考は，これからも続けてください。よくない結果を引き起こして，自分を苦しめる自動思考ならば見直して，新しい認知行動パターンを作っていけばよいのです。

　この表には，ストレスを抱える人がもちやすい自動思考を挙げました。これ以外にも自動思考はたくさんあり，同じような内容でも微妙にニュアンスが違うということもあります。自分の自動思考を表す項目を加えて，表をカスタマイズするのもよいでしょう。

表11　自動思考チェックリスト①

	自動思考	チェック
過度な一般化	根拠もないのに，「いつも〜だ」「すべて〜ない」「絶対〜に違いない」と決めつける。	
心の読みすぎ	相手の気持ちを勝手に推測し，「相手は○○と思っているに違いない」「相手は○○に違いない」と決めつける。	
先読みのし過ぎ	事態は絶対に悪くなると決めつける。	
思い込み	自分が知っていること，見えていることだけに目を向け，「自分が正しい」などと，決めつける。	
感情による決めつけ	客観的事実ではなく，「好き・嫌い」や「なんとなく○○と思う」など，感情や感覚で判断する。	
自己関連付け	自分に関係ないことも，「自分のせいだ」「自分が○○したから（しなかったから）こうなった」と考える。	
極端思考（白黒思考）	「よいか，悪いか」「好きか，嫌いか」「0か100か」で物事を判断し，中間がない。あいまいさに耐えられず，柔軟な思考ができない。	
完璧主義	完璧さや理想を求め，自分や他者の失敗を許せない。	
すべき思考	「〜すべきだ」「〜しなければならない」と，自分や他者を追い詰める。	
過大評価と過小評価	1．自分の欠点や失敗を，実際よりも過大に考え，長所や成功を過小評価する。	
	2．他人の成功を過大に評価し，他人の欠点を見逃す。	
選択的注意	こだわりが強かったり，視野が狭いため，物事を多面的に見られない。	
レッテル貼り	「自分はダメな人間だ」「自分は○○だ」と自分にレッテルを貼り，自分自身の本質を決めつける。	

表 11　自動思考チェックリスト②

自動思考	下位タイプ	チェック
自己卑下	1.「自分は人より劣っている，自分はダメだ」と過剰な**自信喪失**	
	2.「どうせ自分はだめだから，仕方ない」と**投げやり**	
	3.「自分なんてめっそうもない」と謙遜したふりをしつつ，**自信満々**	
自己憐憫「悲劇のヒロイン」	1.「どうして自分ばっかり」と**被害面して嫉妬**する	
	2.「どうせ自分はいつもうまくいかない」といじけ，**諦め，無気力**になる	
	3.「がんばってるのをわかってほしい」と被害的に訴えることで，他者に**依存し甘える**	
自己欺瞞	1. 自分の本心に気づかず，本心と違うことをして，**原因不明のストレス**を抱える	
	2. 本心を押しころして**やせがまん**したり，**いい人ぶる**	
自己犠牲	1. **みんなのために自分ががまん**すればいい	
	2. **献身的な自分**というイメージが好き	
	3. 人のために動くことで**やってる感**を得る	
自己完結	1. 自信があり，人を信用しないため，**独善的**に行動する	
	2. 空気が読めず，チームワークが苦手で，**個人プレイ**になる	
	3. 責任感が強く，人を頼れないため，**孤軍奮闘**する	

表 11　自動思考チェックリスト③

自動思考	下位タイプ	チェック
自意識過剰「オレ様」	1.「主役の自分がいなければ物事が進まない」と**勘違いして張り切る**	
	2.**自己を過大評価**して，人をバカにしている	
	3.「人の期待に応えなければ」と，**必要以上に責任感**をもつ	
	4.**できる自分**のイメージを壊したくない	
善意のおしつけ	1.相手のニーズや気持ちを考えず，「**よかれと思って**」おせっかいをやく	
	2.自分の意見をとおすために，**おためごかしで他者を操る**	
	3.相手のために献身するが，感謝されず落ち込み，**逆恨み**する	
	4.やってあげる素敵な自分に**自己満足**する	
先のばし	1.主体性がなく指示待ち，**受け身**	
	2.**失敗が恐い**ので行動できない	
	3.**責任を取りたくない**ので行動しない	
	4.**計画性や見通し**がもてず，行動できない	
察しろよ	1.自分がしているように，相手も自分に丁寧に接するべきだと，**過剰な期待**をする	
	2.自分が思っていることやわかっていることは，相手もわかっているはずだと自分の**常識を押しつける**	
	3.「言わなくてもわかるだろう」「わかってくれよ」と相手の厚意に**依存し甘える**	

表 11　自動思考チェックリスト④

自動思考	下位タイプ	チェック
八方美人	1.　争い事がおこらないように調整役をする**平和主義**	
	2.　人の意見に振り回される**優柔不断**	
	3.　人に気に入られて**いい人と思われたい**	
	4.　**保身**のための Yes マン	
	5.　何にでも首を突っ込み**自己アピール**する	
思考の飛躍	1.　自分と相手の立場や背景の違いがわからず，**自己中心的**	
	2.　自分の**感情や主観**でものを見ている	
	3.　**イマジネーション**が広がる，想像力豊か	
	4.　現実認識が弱く**妄想的**	
	5.　**根拠のない推論**を事実と信じる	
	6.　**先読みしすぎて**不安や焦燥感がでる	
	7.　裏づけもないのに**決めつける**	
	8.　「～すべき」「こうあるべき」という**完璧主義・理想主義**	

表 11　自動思考チェックリスト⑤

自動思考	下位タイプ	チェック
他罰	1. うまくいかないことを**人のせい**にする	
	2. 人のせいにすることで，自分が傷つかないように**自己防衛**する	
自責	1. 自分が何かしてしまったのでないかと，**自己関連付け**する	
	2. 根拠もないのに自分が悪いと，くよくよ**抑うつ的**に考える	
自我の外注化「かまってちゃん」	1. 常に注目されたい，他者の愛情や評価を求める**愛情依存**	
	2. 劣等感を補い自分の優位性を確認するために，他者からの**評価を求める**「めんどくさいやつ」	
	3. 自分の意見や考えよりも，既存の**知識やツールに頼り理論武装**する	

③認知行動パターンを変化させる：「ComPs-CBT」

「自動思考チェックリスト」で，自分はどのような自動思考がありそうかを確認しました。次に，その自動思考が，どのような出来事・場面で出てくるのかを，ComPs-CBT シート（図12：88ページ）を使って分析します。

　まず最初に，出来事と自分の認知行動パターンの関係を確認するために，ComPs-CBT シートの Ⅰ と Ⅱ を書きます。

コラム4　ComPs-CBT とは

　ComPs-CBT（Communication and Problem Solving based CBT）は，自分の認知行動特性をふまえて，積極的に問題解決することを目指すために行う，認知行動療法を応用した方法です（中村, 2017）。認知行動パターンを自分らしさととらえながら，よりよい仕事や生活ができるための指針になるように，という願いを込めて，「コンパス CBT」と呼んでいます。

　認知行動療法を試したことがある人の中には，「こんな考え方をする自分はダメな人間だ。だから自動思考をすべて変えて，生まれ変わらなくてはいけない」とか，「自分の自動思考がわかった。だから，それとは真逆の考え方をしなければいけない」と思ったりする人がいます。しかし，このような場合は，自分はダメだという「自己卑下」や，すべて変えるんだという「完璧主義」，「極端思考」などが根強く残って，なかなか前に進めません。また，自動思考は自分の一部，つまり，アイデンティティのひとつであることに気づかないまま認知行動療法を進めようとすることで，これまでの自分らしさを全否定することになり，自動思考の修正や，認知行動療法そのものに，拒否感をもってしまう人も多いものです。

　私は復職支援をしながら，休職という苦しい体験をした人が，これまでの自分をふり返ることで自己評価しなおし，さらによい自分や将来を，自分で作り出せるように手助けできないか，と思っていました。そこで，過去のネガティブな側面に焦点を当てがちな認知行動療法に，未来志向の強い問題解決療法や，福祉分野でよく使われるストレングスモデルの考え方を組み合わせました。これによって，過去の自分の経験や長所を活

かし，よりよい結果を得るためにどうするかの目標を明確にして，状況に応じた現実的な行動をとれるようにセルフマネジメント力を高めるという，ComPs-CBT が誕生しました。

　自分の個性を大事にしながら，さらによくするための目標を達成していくことは，失敗から学び，自己成長することであり，休職者だけでなく，働く人や学生，目標をもってがんばるすべての人に有効だと考えています。

Ⅰ 「出来事」：6W2H で，具体的に，客観的事実を描写する

　Ⅰ 「出来事」には，職場や生活のなかで繰り返し思い出す場面や，印象に残っている場面をひとつ選び，6W2H（いつ，どこで，誰が，誰に，なにを，どのように，どれくらい，どうしたか）の客観的事実を具体的に書き出します（図 13：89 ページ）。

　出来事ひとつにつき 1 枚のシートを使います。例えば，「自分が明日締切の会議資料を作っていた時に，上司が急ぎの仕事を依頼してきた。引き受けられそうもないと一度は断ったが，上司にほかに頼む人がいないと言われて，結局引き受けた」という場面を，ひとつの出来事とします。この出来事に自分と上司の関係や，それまでの経緯を長々と付け加えて長文にならないようにして下さい。そのような長文には，複数の場面が含まれることが多いので，複数場面を分解して一つひとつの出来事として書き出します。

　また，ここでは出来事（場面）を 6W2H で客観的に描写します。ここには，自分の考えや感情といった，主観的な情報は入れません。感情・考え・行動は，次の「Ⅱこれまでの認知行動パターン」のⒶに記入します。

　休職原因につながる，よくない結果をまねく自動思考を知るためには，失敗したと思う出来事や，腑に落ちない出来事，思い出すと怒りや悲しみといった感情が出てくる出来事をふり返り，書き出して分析します。それらを思い出してⅠを書くこと自体がストレスになるのですが，思い出すのもつらいという場合は無理に実施せず，体調や気分が安定してから，再度チャレンジしてください。

I	II これまでの認知行動パターン		III 今後目指す認知行動パターン		
出来事	Ⓐ その時の 考え・行動・感情	Ⓑ 自動思考	Ⓐ 出来事に対する目標 （どうしたいか, どうなりたいか）	Ⓑ 目標を達成する ための認知行動計画 【行動目標】	Ⓒ 行動の 順番
			[大目標]		
			[中目標]		

図12　ComPs-CBT シート

Ⅰ出来事	Ⅱこれまでの認知行動パターン			
	Ⓐその時の			Ⓑ自動思考
	考え	行動	感情	
上司から，翌週の会議のプレゼン資料（通常50ページを超える）を作成するように依頼された。	・この上司苦手だ ・上司も自分を嫌っているだろう ・なんで自分に頼むんだ ・時間がないのに，無理だよ ・資料をそろえるのが面倒だ ・どうせ拒否権はないんだ	溜息をついたが，気づかれないようにした。 他の仕事を後回しにして，資料作りを優先した。 他の仕事は締切に遅れた。	拒否感，嫌だ，怒り，絶望感，諦め	指示には従わなければならない。 自分ががまんすればいいんだ。 自分はいつもついてない。 上司は自分を苦しめようとしている。
連日残業して資料を作成したが，上司は手伝うこともなく，定時に帰宅していた。	・残業までして，つらい ・どうせやるなら，これまでで一番いい資料をつくってやる ・上司のくせに手伝わないのかよ ・上司はよっぽど自分が嫌いなんだ ・会社辞めたい	作業を続けた。	諦め，怒り，悔しい，やってられない	自分はかわいそう。 いつも自分だけ損する。
プレゼンは好評だった。	・自分が本気出せばこんなもんさ ・主催者に喜ばれてよかった ・上司の手柄になっているのが気に入らない	「皆さんのおかげです」「自分はまだまだです」と謙遜した。	うれしい，自分はすごい，役に立ってよかった，もっとがんばらなきゃ	ほめられたい。 常によい結果を出さなければいけない。 自分でやらなければいけない。

図13　ComPs-CBT　記入例

> ## コラム５　出来事と自動思考の悪循環
>
> 　出来事の欄に，客観的な情報だけを書くのが難しいという人がいます。出来事・情報には，客観的事実と主観的事実の２種類ありますが（図14），日常的にはこの２つを区別しないことが多いのです。すると，主観的事実があたかも客観的事実のように扱われ，事実ではないことを「そうに違いない」と思い込み，認知が歪んでいきます。こうして固定化された考え方が自動思考です。
>
> 　自動思考で，出来事に対する決めつけや，ネガティブな考え・感情を繰り返すことで，
>
>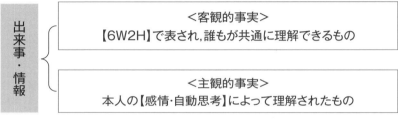
>
> 図14　客観的事実と主観的事実
>
>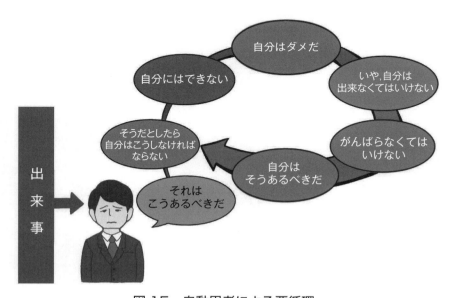
>
> 図15　自動思考による悪循環

さらにネガティブな感情を強化してしまいます（図 15）。ネガティブな感情が認知を歪め，自動思考を堅固にし，ますます客観的事実をとらえられなくなるという悪循環を繰り返して，自分自身の考えや感情がストレスを生む原因になるのです。

　その悪循環を断ち切るためにも，出来事や情報を客観的に理解すること，客観的事実と自分の感情や自動思考を区別できるようになることが大事です。

　日常会話の中には，客観的事実と感情がごちゃませになっており，6W2H の情報も十分に提供されないことが多いです。ニュースや新聞の記事では，6W2H を中心に情報が組み立てられていますが，コラムや社説では，6W2H と共に，筆者の意見や感想などの主観もおり交ぜられています。日常会話，特に子どもの会話では，6W2H よりも主観的な話し方がされています。そのような特徴に気をつけながら，さまざまなコミュニケーションの中で情報を整理する練習をしてみてください。

Ⅱ「これまでの認知行動パターン」

　Ⅰ「出来事」が書けたら，それに関する認知行動パターンから，自動思考を分析していきます。

ⅡⒶ「その時の考え・行動・感情」

　ⅡⒶ「その時の考え・行動・感情」に，自分どう考え，行動したか，その時の感情はどうだったかを，キーワードを使って箇条書きで書き出します。ここでは，とっさにとった行動や，ぱっと浮かんだ考え，本当の気持ちや本音を書きます。

ⅡⒷ「自動思考」

　ⅡⒶであげた考えや感情の一つ一つについて，自動思考チェックリストに該当するものがないか確認し，記入します。

　自動思考チェックリストにない考えや感情から，自分独自の自動思考が見えてくることもあります。自分独自の自動思考には，新しい名前をつけて，記入してください。

　5 から 10 個のⅠ「出来事」をあげて，ⅡⒶ・Ⓑを書いてみると，「どんな状況，どん

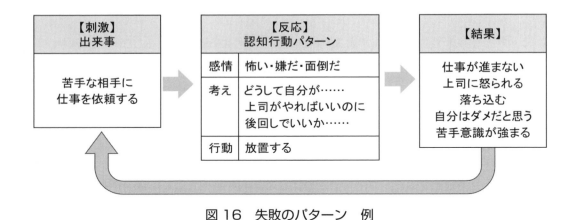

図16　失敗のパターン　例

な相手，どんな仕事内容（出来事＝【刺激】）」に対して，「どんな自動思考が働き，どんな行動をとりやすいか（これまでの認知行動パターン＝【反応】）」，それによって「どんな【結果】が生じるか」がわかります。

　この，【刺激】と【反応】と【結果】のよくない組み合わせが，自分が陥りやすい失敗のパターンであり，これを繰り返すことで，さらに自動思考が強化されてしまいます。そして，いつも同じことで失敗を繰り返し，ストレスを感じ続けることになります。

　つまり，自分の認知行動パターンが，ストレスを生む原因となるのです（図16）。

Ⅲ「今後目指す認知行動パターン」

　業務内容や業務量，職場の人間関係といった【刺激】はなくなることはありません。しかし，自分の【反応】を変えることで，望まない【結果】を減らして，期待する【結果】を出せるように工夫できます。そこで，【刺激】と【反応】と【結果】の関係を変化させるため，Ⅲ「今後目指す認知行動パターン」を検討します。

ⅢⒶ「出来事に対する目標（どうしたいか，どうなりたいか）」

　ⅢⒶの【大目標】は「セルフマネジメントシート」のBio, Psycho, Social, Vocationalの目標に合わせて，「今後は出来事にどのような態度で臨みたいか」「どのような自分でありたいか」を明確にします。

　そして，【中目標】はそれをさらに具体的に表します。この時，Ⅱでわかった自動思考に邪魔されず，合理的・現実的な目標設定をしてください。出来事に対して，自分は本来どのような結果を出したいのか，そのために，どのような考え方をすればよいのか，感情に惑わされずに考えます。

　例えば，職場は本来，仕事をするのが目的の場所であり，相手の顔色をうかがったり，相手と仲良くするための場所ではありません。そう考えると，「苦手な上司に，あまり進んでいない仕事の報告をしなければいけないが，気が重い。後回しにしよう」という考えは，「嫌だ・面倒だ」という感情を優先していて，仕事をするという目的には合致しません。「気が重いなあ。でも，仕事で必要な報告だから，事実だけ手短に伝えておこう」というのが，仕事をする職場での合理的な目標です。

Ⅲ⒝「目標を達成するための認知行動計画」

　Ⅲ⒝【行動目標】には，Ⅲ⒜の【中目標】を達成するための具体的な行動を，できるだけたくさん書き出します。

Ⅲ⒞「行動の順番」

　ここでは，Ⅲ⒝【行動目標】を，どの順番で実行するかを決めます。

　どのような場面で，どのような目標のもと，どのような行動を，何から実行すればよいかがわかれば，あとはそれを実行するだけです。

　自動思考が十分に理解できていれば，Ⅱは書かなくてもかまいません。何度も繰り返し思い出す出来事や，ずっと気になっている出来事を書き出して，今後似たような出来事があった場合に，どう考え，どう行動するかを検討してください。そのためにⅠとⅢをたくさん書いて，新しい考え方や行動をイメージし，できることはすぐに実行してください。それが，新しい認知行動パターンを形成し，以前のようにストレスをためて不調をきたすことを避け，再発防止になるのです（図17：94ページ）。

Ⅰ出来事	Ⅲ今後目指す認知行動パターン		
	Ⓐ出来事に対する目標（どうしたいか，どうなりたいか）	Ⓑ目標を達成するための認知行動計画【行動目標】	Ⓒ行動の順番
上司から，翌週の会議のプレゼン資料（通常50ページを超える）を作成するように依頼された。	【大目標】 自分の仕事に責任をもって取り組む。	・上司に，資料に盛り込むべき内容を質問する。	1
		・完成までに一度，上司と進捗確認の打ち合わせをする。	5
連日残業して資料を作成したが，上司は手伝うこともなく，定時に帰宅していた。	【中目標】 自分がもっている仕事の全体像を把握する。スケジュール管理する。	・他の仕事の進捗を確認する。	2
		・資料作成と他の仕事のリスケをする。	3
		・他の人に頼めることはないか考える。	4
プレゼンは好評だった。		・自動思考が出ていないか，自分をふり返る。	随時
		・自動思考に陥っていたら，休憩をとってリフレッシュする。	随時

図17　ComPs-CBTシート　記入例

2. 対人コミュニケーションの理解

①対人関係図

　仕事では必ず人との関わりがありますが，多くの人が，不調の原因に，職場の人間関係をあげています。人間関係は，働く人のストレスの大部分を占めているのです。仕事上の人間関係のもち方と，家族や友人などプライベートでの人間関係のもち方は，基本的に違うものですが，その違いを意識しないために，ストレスをためている人が多いようです。

　誰でも，仕事や生活の中でたくさんの役割をもっており，役割によって，相手との接し方は違うはずです。そこで，自分の役割を4つに分け，役割から見た人との関わり方や相手との距離感を整理してみましょう（図18：95ページ）。

　【職業人】としての役割を果たすには，業務上の同じ目標をもって問題を解決する相手と，適切に報告・連絡・相談をする必要があります。そのため，自分が【職業人】と

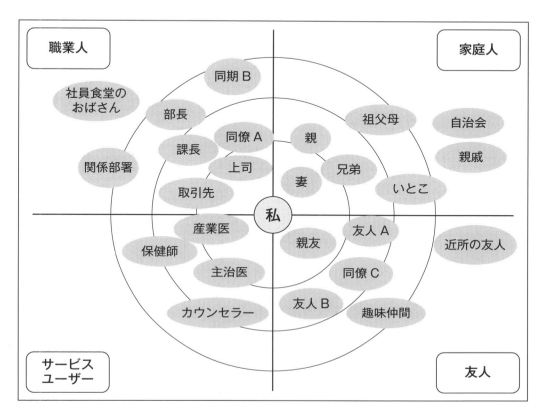

図18　対人関係図　例

して関わる相手は，仕事を進めるうえでの重要性という観点で配置します。本来，【職業人】としての役割を果たすには，感情的な好き嫌いは関係ありません。気が合うけれども業務では関わらない人や，いつもよくしてくれる社員食堂のおばさんも，仕事を進めるという観点からは遠くに配置されます。

　【サービスユーザー】は，相手の専門性を頼りに関係をもつというカテゴリーです。休職中の自分の様子を把握している保健師や復職の可否判断をする産業医などは，復職という観点からの報告・連絡・相談をすべき，重要な相手です。また，主治医も体調管理や復職へのアドバイスをもらい，復職可能の診断書を書いてもらうという意味で，近い関係にあります。

　【家庭人】や【友人】としての自分は，誰を相手にどんな内容の相談を，どんな密度で話せるかを基準に，相手との距離を考えます。ここでは目的達成のために必要な関係だけでなく，気が合う，何でも話せるなどの感情的なつながりが強いほど，自分の近くに配置されます。

　普段は，「好き・嫌い」や「気が合うかどうか」といった感情的，主観的な印象で，人との関係や距離感を決めています。しかし，役割を中心とした人間関係では，感情や主観ではなく，「相手と関わる目的は何か」という観点から，相手との距離感や関わり方を整理することが大事です。目的に応じて，関わる頻度や深さを調整し，気を遣いすぎない，あるいは関わらないという選択もできるようになります。
　対人関係のストレスをコントロールすることは，重要な再発防止策です。

②相談マネジメント

　報告・連絡・相談は仕事の基本ですが，「誰に，何を，どのタイミングで行うかわからない」とか，「自分が困っていることに気づいていないので，相談できない」という人も，結構多くいるものです。また，「こんなことを聞いたら恥ずかしい」「ひとりでできるもん」という自己完結や完璧主義，やせ我慢といった自動思考から，問題を抱え込んでしまう人もいます。やるべきことを先延ばししていると，他のことにも集中できなくなったり，実際に仕事が進まずに「自分は仕事ができない……」と自信を失ったり，仕事をするという職場の目的にもそぐわなくなって，ますますストレスを感じるようになります。

　職場だけでなく，いろいろな場面で，知恵や経験のある人に助けを求めることは，社会人として大切なスキルです。しかし，問題を抱えて困り切っている時には，相談すること自体に思い至らず，心を閉ざして視野が狭くなり，ますます困難に陥ってしまいます。そうなる前に，対人関係図をもとに，誰に，何を，いつ，相談したらよいかを考えて，タイミングよく，合理的・効率的に問題解決できるように準備してください（表12：97 〜 98 ページ）。

表12　相談マネジメント①　記入例

	誰に	何を	いつ
職業人	上司	業務の進め方 ● 目的，目標，締切，方法（前例，資料がないか），役割分担	業務を依頼されたとき，引き受けたとき
		進捗確認 ● ToDo リスト，スケジュール ● 問題点があるときは，内容と新たな目標設定	毎週月曜の朝ミーティングで（緊急のときはその都度）
		体調について ● 休養をとりたい，早退したい，受診の必要があるなど	毎週月曜の朝ミーティングで（緊急時はその都度……頭痛，腹痛が1時間おさまらないとき）
	同僚A	業務の進め方 ● 目的，目標，締切，方法，役割分担	業務を依頼されたとき，引き受けたとき
		進捗確認 ● ToDo リスト，スケジュール ● 問題点があるときは，内容と新たな目標設定，新たな ToDo，取引先のニーズや情報など	● 毎週月曜の朝ミーティングで ● ひとつの ToDo が終わったとき ● 取引先と連絡をとったとき ● わからないことがあったとき
	取引先	依頼内容の確認 ● 仕様，納期など 6W2H ● 進捗報告	社内ミーティングで進捗があったとき わからないことがあったとき
サービスユーザー	産業医	休職中の状況 ● 体調，生活リズム，通院，服薬	月1回の産業医面談時
		再発防止策 ● 休職原因と関連して説明する（レポートを作って持っていく）	○月○日の復職面談時
	保健師	近況報告 ● 体調，気分，仕事に対する気持ちの変化	2週に1回の電話報告のとき
	主治医	体調について ● 睡眠，日中の活動，疲労度，気分，復職への見通し（話したいことをメモしておく）	2週に1回の受診時

表12　相談マネジメント②　記入例

	誰に	何を	いつ
家庭人	妻	生活全般（体調管理, 経済的なこと, 子育てなど）	随時
		復職について（受診スケジュール, 復職時期など）	
		自分のこと（これまでは, あまり自分の考えや気持ちを伝えていなかった……）	
	実家の両親	現状報告	体調が落ちついたら
		法事のこと	年末に帰省した時
	いとこ	現状報告（同じ年で, 仕事や家庭のことを分かり合える）	随時
友人	親友	現状報告（学生時代から自分のことを理解してくれる。愚痴を聞いてくれて, アドバイスをくれる）	来月あたり
	友人A	現状報告	そのうち
	趣味仲間	元気になったら, 一緒に趣味をやりたいと相談したい。	自己分析が終わったら

コラム6　エゴグラム

　エゴグラムテストは交流分析という心理学の理論をベースにした自己理解のツールで，さまざまな種類があります。なかでも「自己成長エゴグラム（SGE：Self Grow-up Egogram）」（芦原，2006）は，自分の考え方や行動パターン，対人関係パターンを理解しやすく，課題への対処やよりよい行動を検討しやすいとされています。学校や会社の研修などでも使われるテストなので，興味のある人は実施するのもよいでしょう。

　実施したら，自分の特徴を整理して，今後も活かしたい長所や，今後気をつけたいこと，本来の自分を活かして，なりたい自分になるにはどうしたらよいかを検討してみてください（図19，表13）。

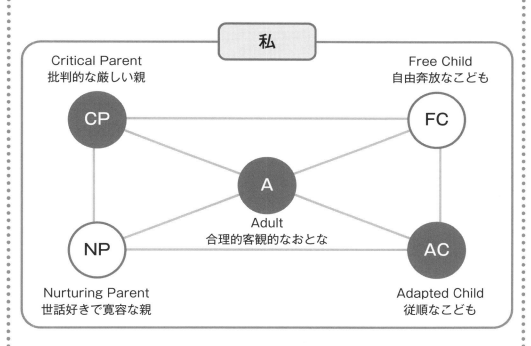

図19　エゴグラムにおける「自分の中の5つのこころ」

表13　5つのこころの特徴と気をつけること　例

		CP	NP
こころの特徴	高い場合	• 責任感が強い • 秩序を守る • 義理がたい • 信念を貫く • No と言える	• 思いやりがある • 親切，世話好き • 共感的 • 奉仕の精神 • 弱者をかばう
		• 権威的，排他的 • 頑固 • 価値観を押し付ける	• 自他を甘やかす • おせっかい • 尽くしすぎる • 同情しすぎる
	低い場合	• おっとりしている • 友好的，批判しない • 枠にとらわれない • こだわらない	• 人間関係が淡泊 • さっぱりしている • マイペース
		• ルーズ，いい加減 • ルール，約束を守らない • 何事にも適当	• 温かみがない • 共感しない • 思いやりに欠ける • 人づきあいが乏しい
今後，気をつけること （例）		正確性や，上司としての頼りがいは今後も維持する。 相手の自主性を尊重して，任せる部分を増やす。 失敗したらやり直せばいいと考える。	人に喜ばれることは，積極的にやりたい。 しかし，自己満足やいい人ぶらず，無理しない。 相手だけでなく，自分にも優しくする。

表 13（つづき）

A	FC	AC
• 論理的，現実的 • 効率的，合理的 • 公平に判断する • 自己卑下しない	• 自由奔放で明るい • 好奇心，チャレンジ精神 • 積極的，想像力豊か	• 協調性がある • 素直，従順，寛大 • 人の意見が聞ける • 我慢強い
• 機械的で冷たい • 人間味に欠ける • ユーモアに欠ける • 打算的	• 自己中心的，わがまま • 衝動的，感情的 • 我慢できない • 無責任	• 遠慮がち，依存的 • 人の言いなり • 意見が言えない • うらみがましい • 人目が気になる
• 人間味がある • おひとよし，純朴	• おとなしく控え目 • 調子にのらない • 感情的にならない	• マイペース • 自主性 • 積極的，活発 • 意見を言う
• 現実離れしやすい • 混乱しやすい • 一貫性がない • 主観的 • 計画性に欠ける	• 面白味がない，暗い • 元気がない • 自己表現できない • 楽しめない	• 協調性がない • 独善的 • 自分勝手 • 妥協しない
6W2H で事実を把握して，合理的に判断する。 Win-Win になるように，粘り強く丁寧にコミュニケーションする。	自分の時間をとって趣味を楽しむ。 わー，とか，へー，とか言ってみる。 FC 全開にせず周りに合わせて行動する。	自分の本当の気持ちを考えてみる。 言うべきことは言う。 ルールや組織のヒエラルキーを守る。

3. 業務遂行スキル

①職場でのコミュニケーション：「聴く・話す」チェックリスト

「コミュニケーションは何のためにするのでしょうか」と質問すると，「相手を理解するため」「わかり合うため」「共感するため」と答える人が多く，コミュニケーションでは相手の感情に注目していることがわかります。

しかし，自分の感覚や主観によって相手の感情を推測することで，事実誤認して話がかみ合わずに関係がこじれたり，相手の感情を重視するあまり合理的な対応ができなかったり，自動思考を生む原因にもなります。また，自分が注目したキーワードにとらわれて他の情報を聞き逃し，足りない情報を想像で補うことで，相手が本当に伝えたいことからずれて，情報に齟齬が生じることもあります。

まずは，これまで，どのように「聴く」・「話す」をしていたか，チェックリストで確認してみましょう（表14）。

表14 「聴く・話す」チェックリスト　できていることに○を付けて下さい。

聴く		話す	
1	話している人の方を向いて，話を聴く	1	相手の方を見て話す
2	あいづちをうつ	2	主語・述語・目的語を明確にして話す
3	話をさえぎらず，最後まで聴く	3	出来事を時間の流れにそって話す
4	話を要約したり，相の手を入れながら聴く	4	感情を中心に話す
5	メモをとりながら聴く	5	事実を中心に話す
6	客観的な事実に注目して聴く	6	想像を交えて話す
7	相手の気持ちや感情に注目して聴く	7	相手の理解度を確認しながら話す
8	時間の流れ（時系列）に注目して聴く	8	自分のことばかり話す
9	足りない情報を想像で補う	9	同じことを繰り返し話して結論がない
10	登場人物の動きや関係性に注目して聴く	10	句読点の区切りなく，だらだら話す
11	相手が自分に求めるもの＝自分は何をしてあげたらいいかを考えながら聴く	11	自分が言いたいことがわからない
12	相手の話の矛盾点やあら探しをする	12	言いたいことはあるが言えない，言わずに我慢する
13	自分の言いたいことを考えながら聴く	13	相手との距離や人数に合わせて声の大きさを調節する
14	相手をさえぎっても，自分の意見を言う	14	話したいことのメモや図表，資料を用意して話す
15	必要ない話は聞き流せる	15	場の目的や相手との関係性で話す内容を調節する

コラム7　「聴く」とは？

　耳を傾けて，目を使って見て，心を使って感じながら，積極的に相手や相手の話を理解しようとするのが，「聴く」ということです。カウンセリングでは「傾聴」ともいいます（図20）。

　耳を傾けて意図的に「聴く」と，自然に耳に入ってくる音声を認識するという意味での「聞く」の違いは，相手との間でやりとりされる情報をどのように扱うかだけでなく，相手への関心の程度や相手との関係をどう考えるかといった，態度の違いでもあります。

　コミュニケーションというと，自分が「話す」ことをイメージする人が多いのですが，相手を理解するためのコミュニケーションは「聴く」ことから始まります。「聴く」ことで相手の考えや，何を求めているかなどの情報を収集し，同時に，相手の発言に対して自分はどのように反応するかを考えます。そしてようやく，自分の考えを「話す」ことができます。

　どんな場面で，どのような聴き方をするのがふさわしいか，考えてみるのもよいでしょう。

図20　「聴く」の意味

コラム8　コミュニケーションの目的とは？

　一口にコミュニケーションと言っても，雑談から説明や交渉，一対一から大勢を前にした演説，対面や非対面など，内容や目的，規模や形式もさまざまです。しかし，職場でのコミュニケーションは，本来，業務を遂行するための情報交換が目的です（図21，図22）。

　「こんなことを言ったら嫌われるかな」と必要以上に気を使ったり，「相手は自分にこんなことを要求しているのかもしれない」と言外の雰囲気に過剰に反応したりして，気持ちをすり減らします。そして，情報を適切に理解できずに仕事に支障をきたし，自信を失ったり人間関係がうまくいかなくなったりして，自らストレスをためることになります。

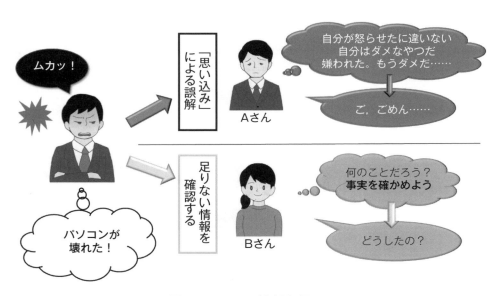

図21　正しい情報を得る

　「相手を理解する」とは，相手の感情だけでなく，相手が何を言いたいか，何を求めているかという，事実にもとづいた具体的な内容がわかることです。相手が話す情報を，6W2H で表される客観的事実と，相手の感情や主観に区別して把握することが，「うまく聴く」ということです。その情報をもとに，自分の考えや意見を明確にして，相手が誤解なく理解できるように表現して伝えるのが，「うまく話す」ということです。

　このように「聴く」と「話す」を繰り返して相互理解を深め，意見をすり合わせ，交渉を重ねることが，コミュニケーションなのです。

　コミュニケーションは，一方向で 1 回限りで終わるものではありません。双方向で何度も繰り返されるコミュニケーションがあるからこそ，自分と相手がわかり合い，問題を一緒に解決する関係が築けるのです。コミュニケーションはチームの一員として，他者と関わりながら働くための，重要な能力です。

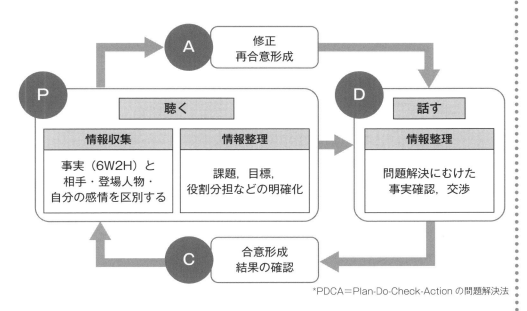

*PDCA＝Plan-Do-Check-Action の問題解決法

図 22　コミュニケーションによる問題解決

②アサーティブ・コミュニケーション：DESC 法

　頼まれると断れずに仕事を抱えて多忙となったり，「本当はやりたくないのに……」と矛盾や葛藤といった心理的ストレスを抱えたりして，不調となる人がいます。しかし，なぜ断れないのでしょうか？

　嫌われたくない，評価が下がるのがイヤだ，自分ならできる，仕事を断るなどありえない，などの自動思考が働いて，自分の業務量や業務時間，自分の気持ちよりも，相手の意向を優先してしまうことがあります。また，何と言って断ったらいいかわからない，ネガティブなことを伝える方法がわからないなど，自分の意見を伝えることに苦手意識をもっている人も多いものです。そこで役に立つのが，アサーティブ・コミュニケーション（アサーション）です。まずは，自分がどのようなコミュニケーションをとっているか，アサーティブ度チェックリストで確認してみましょう（表 15：107 ページ）。

　アサーションは，自分の考えや感情，都合などを大切にしつつ，相手の考えや感情，都合にも配慮して，お互いに Win-Win の関係となれるように，コミュニケーションをとることです。具体的には，DESC 法という会話の方法があります（図 23）。

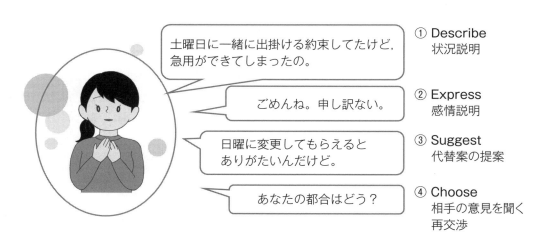

図 23　上手に伝えて合意を得る：DESC 法

表 15　アサーティブ度チェックリスト

1	相手を素直に褒められる	
2	自分の長所やうれしかったことを，人に伝えられる	
3	わからないことは，すぐに質問できる	
4	人と違う意見や感情を言える	
5	人と違う意見や感情を言える	
6	攻撃的にならず，反対意見や批判を言える	
7	話し合いやグループの中で，意見を言える	
8	困ったときに助けを求められる	
9	初めて会う人とでも，気軽に会話できる	
10	緊張や不安などのネガティブな感情を受け入れられる	
11	プレゼントや好意を喜んで受け取れる	
12	嫌なことをされたとき，我慢せず抗議できる	
13	人に褒められた時，素直に喜べる	
14	人に批判されたとき，感情的にならず落ちついて対応できる	
15	長話しや長電話を，自分から切り上げられる	
16	自分の話を中断されたとき，最後まで話したいと言える	
17	招待や依頼を引き受けるか断るか，決められる	
18	注文と違うものが来た時に，違うと指摘できる	
19	気がのらない誘いを断る時に，理由を説明できる	
20	協力できない時に，理由を説明して断れる	

・Describe（状況説明）：これから話すことについて，事実に基づき状況を説明する。
・Express（感情説明）：テーマや事実に対する，自分の気持ちを説明する。
・Suggest（代替案の提示）：状況に対して，自分の考え（どうしようと思っているか，どうしたいか）を示す。
・Choose（相手の意見を聞く・再交渉）：代替案に対する相手の考えを聞く。

　DESC の流れに沿って説明すると，断るなどのネガティブな状況を客観的に説明したうえで，それに対する自分の感情を区別して表現できます。そのため，申し訳ないとか，怒らせたらどうしようといった感情が先行して，言うべきことが言えないことが避けられます。そのうえで，自分はどうしたいかを提示し，さらに，相手の意見をきちんと聴く姿勢を示します。

　このように，6W2H と感情を分けて，順を追った話し方をすることで，自分の考えを整理しながら，自動思考や感情に流されず，相手との関係性を保って，共に問題解決するためのコミュニケーションがとりやすくなります。日常のさまざまな場面で練習し，活用してみてください（表16）。

表 16　DESC 法で断る練習

【例】あなたは，今日，友人と会う約束しており，急いで帰り支度をしています。
　　　そこに，上司が「この書類，今日中に完成させてくれないか」と依頼してきました。
　　　DESC 法を使って断ってみましょう。

Describe 状況説明	
Express 感情説明	
Suggest 代替案の提案	
Choose 相手の意見を聞く 再交渉	

③タイムマネジメント：ワーク・ライフ・バランス

　ひとつの業務を完成するには，いくつもの作業の積み重ねが必要であり，複数の作業を同時並行してこなしていきます。また，生活全体を見れば，仕事と家事や育児，介護，趣味の活動などを並行して実行しています。仕事でも生活全体でも，マルチタスクをこなすことが求められます。

　マルチタスクを行う場合，タスクを分解し，自分の行動の見通しをたて，何を，いつ，どのように行うかを明確にすることが大事です。「何から手をつけていいかわからない」「とにかく時間がない」「急がなければ」などと気持ちが焦るだけでは，やるべきことが何も進まず，締め切りに追われてストレスを抱え，さらに仕事が手につかないという悪循環にもなります。

　反対に，作業の手順や時間配分など，自分でタスクを管理できると，タスクに振り回されずに済み，計画的に行動できたことへの充実感や自信がつきます。また，タスクの優先順位が明確になることで，やるべきこととやらなくてもいいことがわかり，無駄な

表 17　タイムマネジメントの要素

タスクの把握	● 自分がもっているタスクの量や種類などの全体像を把握する ● 各タスクの目的や目標を決める ● 自分の「時間当たり作業量」を把握する ● 各タスクに必要な作業時間を把握する
タスクの分解	● 各タスクの To Do リストが作れる ● To Do リストからスケジュールを組み立て，工程表を作る
タスクの選択	● 緊急度／重要度から，優先順位を決める ● 「すぐやる」「後でやる」「人に頼む」「やらない」に分類する ● 「緊急でも重要でもないが，やりたいこと」の時間を確保する
早めの 締め切り設定	● 余裕をもってスケジュールを組む ● 締め切りは早めに設定する ● 緊急度／重要度に応じて，労力を配分する
主体性 一貫性	● 自分がやりたいこと，やるべきこと，自分の役割がわかる ● 自分の目的，目標に合わせて，自ら動く ● 周囲を動かすために，積極的にコミュニケーションをとる ● 指示を待つより，見通しをもって動く

表18　タイムマネジメント①休職前の時間の使い方　記入例

各項目について，どのくらいの時間を使っていたか，ふり返ってみましょう。

項目	平日の所要時間	休日の所要時間
①睡眠	4 時間	9 時間
②仕事	11 時間	2 時間
③通勤（往復）	3 時間	0 時間
④料理，食事	2 時間	4 時間
⑤家事	0.25 時間	2 時間
⑥健康管理・受診等	0 時間	月に1回　1 時間
⑦余暇	1.5 時間	1.5 時間
⑧入浴，身仕度	1.25 時間	1.5 時間
⑨その他	1 時間	3 時間
合計	24 時間	24 時間

表19　タイムマネジメント②休職後の時間の使い方　記入例

> **タイムマネジメントの目標**
> 睡眠時間を確保する。家事を効率的に終わらせて，自分の時間をつくる。

項目	気をつけること 目標	平日の 所要時間	休日の 所要時間
①睡眠	睡眠は6時間確保する	6 時間	8 時間
②仕事	休憩をとる，週2回は定時退社	9 時間	0 時間
③通勤（往復）	リラックス，勉強に使う	3 時間	0 時間
④料理，食事	3食とる，たまにはご褒美も	2.5 時間	4 時間
⑤家事	週末にまとめてやる	1 時間	5 時間
⑥健康管理・受診等	手帳に心身の状態をメモする	0.5 時間	0.5 時間
⑦余暇	ストレッチ，アロマでリラックスする	0.5 時間	4.5 時間
⑧入浴，身仕度	リラックスタイムと考える	1.5 時間	1.5 時間
⑨その他	できる範囲でやる	0 時間	0.5 時間
合計		24 時間	24 時間

作業が減ったり，自分の時間を作れたりします。業務に関してこのようなタスク管理や時間管理を実行している人は多いと思います。それを応用して自分の時間や行動を管理することは，相手や出来事に振り回されないために必要なスキルです（表17：109ページ）。

　近年，ワーク・ライフ・バランスの重要性がうたわれています。タイムマネジメントは，仕事だけでなく，仕事以外での役割を果たすための時間や，自分自身が個人としてリラックスしたりリフレッシュしたりする時間も含めて行います。

　ここでは，休職前の時間の使い方をふり返り（表18：110ページ），自分がもっている役割やそのタスクにどれくらい時間を割いていたか，復職後にはそれらにどのくらいの時間を割り当てるのかを検討します（表19：110ページ）。また，復職後1カ月，3カ月，6カ月といった区切りでは制限勤務の解除や，業務への配慮が緩和されるなどの変化が起きやすくなります。そのような変化にどう対処するかの，見通しもたてておきましょう（表20：112ページ）。

コラム9　ワーク・ライフ・バランス

　仕事と家庭などのプライベートのバランスをとって，健康で充実した生活を送りましょう，というのが，ワーク・ライフ・バランスの考え方です。

　対人関係図を書いてみてわかるように，仕事をする職業人や，プライベートでも家庭人や友人，サービスユーザーなど，さまざまな役割をもっています。役割によって相手との関わり方が変わります。

　例えば，職業人としては目的を達成するための人間関係が主となり，家庭人では喜怒哀楽や悩みも包み隠さず共有できる関係，友人のなかでも親友とは何でも話せる関係で，趣味のサークルの仲間は，深い悩みというよりも，趣味に特化した関係になる，というように，共有する話の内容や気持ちの深さが変わってきます。

　自分がもつ立場や役割の多様性や，それぞれにふさわしいコミュニケーションのあり方，どんな時にどの役割を優先するかを考えておくことも大事です。

表 20　復職後の出来事に対処する　記入例

復職後に起こりそうな出来事に対して、どのように対処するか、見通しを立てましょう。

復職後	予想される出来事	目標
1カ月	① 初日のあいさつ	① これまでのお礼と今後の抱負だけ。朝礼で、課の人に。
	② 残業規制	② 申し訳ないと思わず、さらっと帰る。早く帰って体調管理する。
	③ 月例報告の作成	③ 書き方に変更がないか確認する。報連相して作る。
3カ月	① 残業規制解除	① 無理のない範囲でやってみる。不調時は上長に相談して、業務調整する。
	② 妻の誕生日	② レストランを予約する。花束を用意する。
	③ 子どもの運動会	③ 場所取りに行く、ビデオを撮りたい。
1年	① 通常勤務	① 必ず休憩をとる、業務量や内容について、上長と週1回ミーティングする。
	② 通院	② 主治医と相談して通院頻度を調整する。
	③ 実家に帰省	③ 無理ない日程を組む。両親にいい顔にしない。

予想される出来事
- 復職の挨拶
- 残業規制
- 残業規制解除
- 歓迎会
- 月〆報告書
- 異動
- 天候の変化
- 帰省
- 法事
- 家族の誕生日
- 資格の勉強
- 習い事を始める
- 旅行に行く
- 友人の結婚式
- ライブに行く

第 5 章

再発防止策のまとめ

1. ストレスサイン階層表

　うれしいことでも嫌なことでも，それに慣れたり乗り越えたりする時にはストレスを感じやすいものです。頭では「まだ大丈夫。がんばれる」と思っても，効率が上がらず作業が進まないことがあります。ストレスを自覚するまでには時間がかかるものですが，その前に心や体は無意識にストレスを察知して，自分にブレーキをかけることがよくあります。

　ストレスを感じている時に陥りやすい心身の状態を，ストレスサインとよびます。ストレスは，いつもと違うことや想定・期待と違うことなど，さまざまな変化に伴って感じるものです。緊張している時に手を握りしめるのも，いつもと違う状況の中でおこる体の変化であり，ストレスサインと言えます。

　これまで ComPs-CBT で取り上げた出来事などを参考に，どんな状況で，どんな反応（ストレスサイン）が起こるかを整理し，ストレスサインの階層表を作ります。自分にとってのストレス状況とストレスサインを把握することで，小さなサインを見逃さず，早めに手を打つことができます。ストレス対処を具体的にするために，ストレスレベルや状況に応じた対処法も，具体的に検討しておきましょう（表21：116ページ）。

表21　ストレスサイン階層表　記入例

軽重度	ストレス状況	ストレスサイン	対処法
レベル1	● 締切がタイト ● 新年度、新規業務、新しいメンバー	目が疲れる、目の下がぴくぴくする コーヒーを飲む（休憩をとる）頻度が増える せいものが食べたくなる	● 同僚など情報共有する ● 週末にリフレッシュする
レベル2	● 並行業務が3つ以上 ● 緊急業務が入る ● 家庭の行事がある	机の上に書類がたまる ルーティンの書類作成に時間がかかる 余計な仕事までやろうとする 仕事に関係ないおしゃべりが増える	● 締切や業務分担を見直す ● やらなくていいことをToDoリストで見直す ● 家庭の行事は家族と相談する
レベル3	● 並行業務が5つ以上 ● 上層部への報告会議がある ● 上司と部下の板挟み	電話が鳴っても出ない 会議で発言しなくなる 仕事効率が下がる お風呂の時間が長くなる 歩くのが遅くなる	● 業務内容や分担の棚卸、ToDoリスト作り直し ● 週1日は定時に帰る ● 睡眠と食事を見直す ● 新しい業務を引き受けない
レベル4	● 年度末の報告書書作成（毎年2月～3月中旬） ● 難しい業務を3つ以上抱える ● クレーム案件の処理	眠りが浅くなり、疲れがとれない 食欲がなくなる 胃腸の不調が長引く 風邪をひきやすく、治りにくい 報連相しなくなる 残業が週○○時間を超える	● ひとりで抱えない ● できないことはできないと言う、断る ● 月間スケジュールを立て直す ● 早めに受診する ● 産業面談を予約する
レベル5	● やってもやっても終わりが見えない ● 孤立無援（と感じる） ● 家事（育児、介護）の負荷が増える	遅刻、早退、欠勤が週に1回以上ある 会議や指示の内容が覚えられない、忘れる できない自分を責める 残業が週××時間を超える	● 産業医面談をする ● 会社以外の人にも現状を話してみる ● 思い切って休む ● 家事は家族と相談する

2. 自分のシステム図

　自己分析の総仕上げとして，「自分の特徴とストレス状況」「ストレスサイン」「対処できないとどうなるか」の関係を図式化します（図24：118～119ページ）。職場や仕事関係だけでなく，プライベートも含めたストレス状況全体を整理することで，どのように事態が悪化して休職につながったのかがわかります。

　さらに，自分のシステム図のどこに，どんな手を打てば，悪化を食い止められるか再発防止策を追記します。

　自分の特徴への対策は，心身の安定のために常に気をつけるべきことを書きます。ストレス状況への対処は，ComPs-CBT のⅢ「今後目指す認知行動パターン」の目標などを参考に，これまでの失敗パターンに陥らないための，新しい考え方や行動を書きます。いつ，どんな時に，自分はどうなりやすいか，そこで何をすればよいかをシミュレーションしておくことで，復職後の慌ただしさで混乱し，いろいろな変化に対処できずに再発してしまうことを防ぎます。

3. 復職面談の準備

①休職中の中間報告

　休職中は療養を優先して休職者と連絡をとらないという会社もありますが，そうでない場合は，休職中の生活や心身の回復の様子を会社と共有するとよいでしょう。会社と休職者が直接会話することで，体調や気分，コミュニケーションのとり方がどのように変化しているかを把握できると，復職可能かどうかの判断がしやすくなります。また，会社とのコミュニケーションをとることで，休職者がもつ会社へのマイナスの感情が和らいで，もとの職場に戻って仕事をすることへの心理的な準備ができていきます。

　体調や気分が落ちつくまでは休養に専念して，日常生活が安定して家族や友人とのコミュニケーションを安心してとれるようになってから，徐々に会社との連絡を増やして

自分の特徴	
体調・体力	睡眠は 6 時間とりたい，ジョギングが趣味，月 2 回ほど会食がある，家事分担は週 2 回，通院は隔週，服薬する
認知行動（主な自動思考）	すべき思考，自己卑下，いい人を演じる，悲劇のヒロイン，他罰
対人コミュニケーション	言いたいことが言えない，断れない，ええかっこしい
業務遂行	計画・先の見通し，報連相のタイミング，並行作業が苦手

ストレス状況	自動思考	行動	行動の結果
資料の締切が迫る	締切は守らねば，自分でやらねば，失敗してはいけない	慌てて作業が雑になる，報連相しないで独りよがりに作業する	期限がすぎる，必要な内容が盛り込めていない，上司に怒られる
怒られる	自分のせいだ，がんばったのに手伝ってくれなかったのが悪い	謝るが，心の中では反発している	やる気がなくなる，自信がなくなる
仕事を依頼される	挽回しなきゃ，自分でできるのか，またひとりでやらなきゃ	残業してやる，家事をやらなくなる	睡眠が乱れる，疲れがたまる，思考が鈍くなる
生活リズムが乱れて疲れがたまる	もっとやらなきゃ，誰も助けてくれない，できないとは言えない	残業，休日出勤する，自分の時間を作るため会議もパスする	体力消耗，考えられない，効率上がらない，仕事が進まない
疲労がピーク	自分のせいだ，もうだめだ，情けない，悔しい	会社に行けない，上司や同僚と話せない	体調悪化，身動きとれない，仕事もできない，もうムリ

休職

図 24　自分のシステム図　記入例

再発防止策
生活リズムを維持，週末にジョギングに 2 時間確保する，家事はまとめてやって効率化。
行き詰まったら ComPs-CBT で自動思考が出ていないか確認する，自分の目的，役割を確認してやるべきことをやる。
手帳や業務管理シートで ToDo を管理する，上司と週 1 回ミーティングする。

再発防止策
業務の目標，締切，ToDo を見直して，上司に報連相のアポをとる。

うまくいかなかった原因を分析する，自分の考えを伝えて交渉や理解を求める，友人や同僚に愚痴をきいてもらう。

仕事を引き受ける時に 6W2H を確認，自分でできるか考える，無理なら断るか人に頼む，上司に現状相談，残業の上限を決める，週末の楽しみを作る。

仕事や家事の優先順位を見直す，上司に相談，産業医面談に行く，主治医に相談，思い切って 1 日休む。

自分の疲労度を再確認し，意地を張らずペースを落とす，みんなに助けてもらう。

図24（つづき）

もよいでしょう。休職や復職に関する手続きがある時に，現状や今後の見通しなどを，途中経過として簡単に報告しておくと，回復度合いについての共通理解が得やすくなります。

連絡をとる相手が人事か，上司か，産業保健スタッフかによっても，共有する情報が変わりますが，報告する内容は，睡眠や日中の活動，通院の様子といった健康管理の状況から，仕事や職場に対する考えや気持ち，試し出勤の仕方や復職後の担当業務などの復職に向けた具体的な相談に変化していくのが一般的です。伝えたい内容をメモしておいたり，報告の目的によって書面やメール，電話，面談と方法を変えるなど，中間報告を会社とのコミュニケーションの練習として，有効に活用してください。

②復職面談用レポート

復職面談で産業医や人事，上司が確認したいことは，「復職要件がクリアできているか，会社として復職可能と判断するための裏づけはあるか」です。復職したい人は，これを説明できる必要があります。復職面談でよく聞かれる確認事項と合わせて，答えられるように準備してください（表22：122ページ）。

休職前と現在の体調や生活の変化を数値や具体例で示したり，休職原因を Bio, Psycho, Social, Vocational のカテゴリーで整理して具体的な対策を示し，すでに実行した対策があればその効果を交えて，復職後に再発せずに働き続けられるという見通しを具体的に説明します。

復職面談は，復職という目標を達成するためのビジネスコミュニケーションです。説明する内容をレポートや資料にまとめておくことで，自分から情報発信する心構えができるとともに，面談で質疑応答が本題から逸れるのを避けられます（図25：123ページ）。起承転結や時系列，因果関係，根拠は数値で示すなど，業務報告書を意識して作成してください。自分のシステム図に，現在の体調や生活状況を加えて説明するのもよいでしょう。

中間報告でこれらの情報を共有していれば，復職面談ではリハビリ出勤や復職後の具体的な働き方に焦点をあてた話し合いもできます。

会社は，労働者が安全に業務にあたれるように配慮する必要があります。復職面談では，本人が復職後に主体的に業務を遂行するための見通しを説明するとともに，再発せず，安定的に働くために必要な会社の協力や配慮は何かを話し合うことも大切です。復

職当初の業務軽減や短縮勤務などは，主治医とも相談して，復職診断書に記載してもらうこともできます。

③試し出勤

　試し出勤（慣らし出勤，リハビリ勤務）の制度の有無や実施方法は，会社によってさまざまです。通勤して，集団のなかで他者とコミュニケーションをとりながら，ルールに従って行動することは，自宅での日常生活とは違い，大きな負荷がかかるものです。

　通勤に合わせて起床して身支度し，実際の通勤経路で通勤してみる通勤訓練や，職場に出向いたり，模擬的な業務をしてみる試し出勤は，可能な限り実施することをお勧めします。

　試し出勤を行う場合には，休職中に行うか，復職後に行うか，期限や勤務時間，作業内容，試し出勤中の指揮命令系統，労働災害や通勤費，手当や給与などの取り扱いなどを確認します。多くの場合，試し出勤 1 週目は 9 時から 12 時まで，2 週目は 9 時から 15 時まで，3 から 4 週目は 9 時から 17 時までのように徐々に時間を延ばします。

　最近では，出社とテレワークを組み合わせて体力の回復とコミュニケーションの回復をバランスよく目指すこともあります。

　最初はたまったメールや業務マニュアルの確認など，ひとりでマイペースでできることから始め，補助的な業務，会議への出席，電話対応などと，業務内容も通常に近づけていきます。この間も，上司や産業医などと定期的に面談をして体調を確認し，状況を見ながら進めていきます。

　通常勤務ができることが復職要件であると明確に定められている場合は，図書館などを利用して，これと同様の勤務時間や作業を想定した準備をするとよいでしょう。

④復職後のシミュレーション

　休職から復職へと状況が変わることも，ストレスになります。落ちついて変化に対応できるように，復職初日をどのように迎えるか，シミュレーションしておきましょう（表23：124 ページ）。

表22　復職面接での確認事項　例

- 体調はどうですか？
- 眠れていますか？
- 体調管理はできますか？
- 調子が悪くなったらどうしますか？
- 体調を崩すサインはありますか？
- サインがでたらどうしますか？
- 通院や服薬の状況は？
- 薬を飲みながら働けますか？
- 通勤できる体力はありますか？
- 通勤訓練はしましたか？
- 定時勤務できますか？
- 通常勤務できないと復職はできませんが，大丈夫ですか？
- 主治医はなんと言っていますか？
- 休職中はどう過ごしましたか？
- 復職にむけて，何か準備をしましたか？
- 休職の原因はなんですか？
- 休職前に困ったことはなんですか？
- 休職前と同じ職場，同じメンバーで働いてもらいますが，どうですか？
- 休職前と同じような状況になったらどうしますか？
- 会社や上司に対して，どんな気持ちですか？
- 周りの人とうまくやっていけますか？
- 苦手な人とどうコミュニケーションをとりますか？
- 業務がいっぱいいっぱいになったらどうしますか？
- 困ったことがあったらどうしますか？
- 自分から相談できますか？
- 復職に焦りや不安はありますか？
- もう大丈夫とのことですが，根拠は？
- 再発しない保証はありますか？
- 再発したらどうしますか？
- ストレス発散法はありますか？
- 家族は協力してくれますか？
- 働きたいですか？
- 働ける自信はありますか？
- 異動したいですか？
- 役職を果たせますか？
- どんな業務がしたいか，希望はありますか？
- どんな業務ならできますか？
- 何ができますか？　できないことはありますか？
- 配慮してほしいことはありますか？
- リハビリ出勤はどう進めたいですか？
- リハビリ出勤中はどう過ごしますか？

【復職面談レポート】

◇◇年◇月◇日
理枠　太郎

復職にあたり，以下のように状況を報告いたします。

休職期間　○○年○月○日～現在

**休職中の
過ごし方**　通院は２週に１回しており，復職に向けた体調管理や服薬調整の相談をしている。
休職して２カ月目ごろから気分が安定してきたため，家事や読書などの軽作業を開始
した。
主治医の勧めもあり，毎日散歩している。現在は１時間連続で歩けるようになった。
このほか，通勤時間に合わせて会社の最寄り駅までの通勤訓練も週５日行えるように
なった。
日中の眠気や外出した翌日に疲れが残ることもなくなった。

休職原因　休職前の状況や自分の行動をふり返り，休職原因を整理した。
①業務の負荷
- 繁忙期の上に，初めての業務を担当することになり，時間に追われた。
- 初めての業務の勉強をしなければと焦り，残業や休日出勤をして，疲れがたまった。
- 部のほかのメンバーもみんな忙しいため，相談ができず抱え込んでしまった。

②自分の特徴
- 担当業務はすべて自分でこなすべきと考えていた。
- みんなも忙しいので，自分がみんなの代わりにやってあげようと思った。
- 自分の疲労度や限界がわからず，やりすぎて疲れをためてしまった。
- これといった趣味もなく，ストレス発散方法がわからなかった。

**再発
防止策**　休職原因への対処法を検討した。
- 担当している業務の全体を把握して，スケジュールや進捗を管理する。
- 自分の業務内容や進捗を上司や部内に発信して，状況を理解してもらう（報告・
連絡・相談をルーティン化する）。
- 新規業務にあたるときは経験者に聞いたり，前例の資料を参考にして，全部自分
でやろうとしない。
- 90分に１回５分程度は休憩をとる。
- ストレスサイン（集中できない，ほかの人の仕事が気になるなど）がでたら，休
憩を多くとり，業務管理を見直す。
- 自分の作業効率を把握して，適切なスケジュール管理をする（定型の報告書なら
１時間で３ページくらいは作れるなど）。
- 友人に愚痴をきいてもらう。
- 週末は自分のための時間を作る，散歩も続ける。
- ストレスサインがあったら主治医や産業医にすぐに相談する。

**復職後に
ついて**　リハビリ出勤中はパソコンの設定やたまったメールの整理からはじめたい。部の会議
の議事録を作成するので，それを見ながら，業務の現状や今後の担当業務について相
談させていただきたい。

図25　復職面談用レポート　例

表 23　復職後のシミュレーション　例

復職初日

- スーツや革靴，作業着などはすぐに使える状態か

- どこに出勤するか
  職場か，人事部か，健康管理室か。

- 初日の挨拶は誰に，いつ，どのようにするか
  朝礼でみんなの前で挨拶するのか，一人ひとりに声をかけるか。

- 休職の理由を話すか，話さないか
  メンタル不調について話すとしたら，どの程度，どう話すか。
  休職理由に突っこんだ質問をされたらどう答えるか，答えないか。

復職後

- ランチに誘われたらどうするか

- 快気祝いの飲み会に誘われたらどうするか

- わからないことがあったらどうするか

- 業務が少なく，手持ち無沙汰になったらどうするか

- 休憩はどこで，どうとるか

- 誰もかまってくれなかったらどうするか

- ひっきりなしに声をかけられたらどうするか

- いきなりたくさん，難しいことを頼まれたらどうするか

第6章

確認テスト

　これまで，自己分析や再び働くための準備をしてきました。最後に，これからの働き方や心構えを確認してみましょう。

【第1問】復職面談で，上司から，「休職原因はなんだったのか。業務や人間関係に悩んでいたのか」と質問されました。どう答えますか？

【第2問】自分では復職できると思っていますが，産業医から，「再発の心配がある。本当に大丈夫なのか」と質問されました。どう答えますか？

【第3問】休職して1カ月たちましたが，まだ本調子ではなく，職場に対する複雑な感情がわいてきます。しかし，家族に，「もう長く休んだし，そろそろ復職したら？」と言われました。どう答えますか？

【第4問】受診のため外出していたら，ばったり上司に会いました。「外出できるなんて，もう治ったんでしょう？　いつ復帰するの？」と言われました。どう答えますか？

【第5問】復職初日に，誰に，どのように挨拶しますか？

【第6問】あなたは復職して2カ月がたちました。通常の勤務時間となり，休職前の担当業務も任されるようになりました。しかし，まだ残業はできないため，みんなより先に，定時に退勤しています。遅刻や欠席もなく勤務できていますが，なんとなく体が重いように感じ，朝もすっきり起きられなくなってきました。どうしますか？

【第7問】あなたは復職後，これまで担当していた業務を半分に減らすよう，配慮されています。今は繁忙期で，部署のみんなが締め切りに追われて残業も増えていますが，あなたが担当していた業務の半分は，同僚が分担して引き受けることになりました。ある同僚から，その業務について「わからないことがあ

るので，ちょっと残業になっちゃうけど，手伝ってもらえないか」と頼まれました。どう答えますか？

【第8問】 復職後3カ月たって残業規制もなくなり，会議で意見を求められても発言できるようになりました。少しずつ自信がついてきて，自分はもう大丈夫だと思い始めています。そんな時，上司にこれまでやったことのない業務を，ひとりで担当できるか，打診されました。どうしますか？

【第9問】 復職して半年が過ぎました。多少，疲れを感じることはありますが，週末には趣味も楽しめるようになり，メリハリある生活ができることで，モチベーションも維持できています。今夜も友人と食事の約束があり，楽しみにしています。ところが夕方になって，上司から，「明日の朝イチの会議で使う資料を，今日中に作ってくれないか」と依頼されました。どうしますか？

【第10問】 今日は大事な会議があり，自分が重要な案件について説明することになっています。そこに家族から電話があり，あなたの助けが必要だから急いで帰ってきてほしいと言われました。どうしますか？

【第11問】 人間関係を円滑にする「かわいげ」とはなんでしょう？　「かわいげ」のメリットは？

【第12問】 組織で働くために大事なことはなんでしょう？

【第13問】「分をわきまえる」とは，どういうことでしょう？

【第14問】 よく「弱みを見せられる人は強い」と言われますが，なぜでしょう？

【第15問】 あなたは自分のどんな能力や特徴を使って働きたいですか？

【第16問】あなたは，誰の，なんのために，働きますか？

【第17問】5年後，10年後，あなたはどのように過ごしていたいですか？

【第18問】あなたが大事にしたいこと，信念はなんですか？

【第19問】あなたにとって，生きがいはなんですか？

【第20問】あなたにとって「働く」とはなんですか？

　これらの問の答えは，一人ひとりの価値観や生活環境や状況によって変化します。今の自分はどう答えるか，折々に考えてみてください。

さいごに

みなさん，これまでのワークをやり終えて，ここにたどり着いてくださったでしょうか。自分をふり返り，不安はありながらも，復職への見通しをもてたでしょうか。

さて，最初に紹介した8人の事例が，どのような点に重点をおいて復職準備をしてきたか，簡単に見てみましょう。

1．Aさん（入社間もなく不調となったケース）

Aさんは社会人1年生であり，業務内容も職場での人間関係も初めてのことばかりでしたが，自分で何とかしなければ，という気持ちが強いためにうまく報連相ができないまま，仕事や悩みを抱えてしまいました。

Aさんは復職準備として【ComPs-CBT】に取り組む中で，「自分をダメだと決めつけるレッテル貼りや，自己卑下，自己犠牲の認知傾向がある」と気づきました。そして，「仕事を進めるために，上司や先輩に協力を求めることは，恥ずかしいことでも，迷惑をかけることでもない。積極的にコミュニケーションをとっていこう」と，復職後の目標を立て，【相談マネジメント】で，復職後の報連相のシュミレーションをしました。

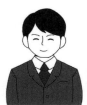

2．Bさん（初めての業務で不調となったケース）

Bさんはそれまでの能力や経験を評価されて新しい業務につき，張り切っていましたが，次第に葛藤を抱え，緊張感がとれなくなりました。

Bさんは【ComPs-CBT（Ⅰ出来事とⅡこれまでの認知行動パターン）】を使って，自分が何に困っていたのか，何に疲弊していたのかを分析しました。すると，「これまでは営業職として，顧客とフランクな関係を作ることが得意だったが，新しい職場では経営会議というフォーマルな場が多く，失敗してはいけない，恥をかきたくないと，緊張していた」ことがわかりました。また，【対人関係図】を書くことで，「人からどう思わ

れるかと人間関係ばかりに気を取られ，業務本来の目的を見失っていた」ことがわかりました。

　Bさんは【ComPs-CBT（Ⅲ今後目指すべき認知行動パターン）】で業務の進め方を検討し，【対人関係図】や【相談マネジメント】では業務を進めるために必要な対人距離を見直すことができました。

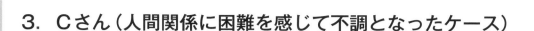

3．Cさん（人間関係に困難を感じて不調となったケース）

　Cさんは，【ComPs-CBT（Ⅰ出来事とⅡこれまでの認知行動パターン）】から，「心の読みすぎ，思い込み，感情による決めつけ，自己関連付け，過大評価と過小評価など，ネガティブ思考が自分を苦しめている」ことがわかりました。「真面目で相手への気遣いをするのは長所でもあるが，それが行き過ぎて，自分を傷つけ，自分の殻に閉じこもることになってしまうと，短所になってしまう」と，自分は少し繊細過ぎたのかもしれないと，考えました。

　そして，「仕事は仕事としてやるべきことをやる。そのためには，6W2Hを心がけて必要なコミュニケーションをとる。プライベートではリラックスできる趣味を楽しめるように，気持ちのメリハリをつけて，毎日をすごしたい」と，【セルフマネジメントシート】や【タイムマネジメント】，【行動計画】を活用して，ワーク・ライフ・バランスにも気を付けるようになりました。

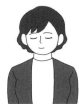

4．Dさん（発達障害がベースにあるケース）

　Dさんは発達障害の傾向があると診断されて，発達障害の特徴をネットで調べてみました。すると，「いろいろ当てはまるな。自分の不調の原因はこれだったのか」と納得し，ほっとしました。そして，「苦手なことにもパターンがあるから，その対策を立てよう」と，【社会人基礎力チェックシート】などで自分の業務遂行能力の特徴を整理しました。

　また，これまでに与えられた仕事をサンプルとしてガントチャートを作ったり，受診や会社との連絡の予定をスマホのアプリで管理するなど，ToDoリストの作成やスケジュール管理に取り組みました。また，「何がわからないかわからないまま，問題を先送りする」ことを避けるために，【相談マネジメント】で，誰に，何を，いつ，相談するのかを明確にしました。これらの取り組みを定期的に上司に報告して，改善点や働き方のコツなどのアドバイスをもらうことができ，復職後の働き方のイメージをもつことができました。

5．Eさん（発達障害がベースにあるケース）

　Eさんの発達障害との診断を受けて，上司はEさんの仕事ぶりをふり返り，「新しいことをいくつも同時に任せたのが，負担になったのか。人と関わるのが苦手そうだとは思っていたが，発達障害の特性によるものだったのか」と理解しました。そこで，上司は産業医やカウンセラーに，Eさんにはどんな業務が向いているか，どのような関わりをしたらよいか，相談しました。

　産業医やカウンセラーからは，「業務のゴールやスケジュールを明示するなど，指示は6W2Hで具体的に出すこと。報連相のタイミングは朝と夕方2回と決める，指示や打合せは，言葉だけでなく，簡単なメモや日報などで視覚化する」などのアドバイスがありました。

　上司はこれをEさんと共有して，復職後の働き方を具体的に計画しました。Eさんは

「指示されたようにやってみます」と，復職しました。

復職後，Eさんは上司と一緒に，【相談マネジメント】や【タイムマネジメント】を作成して，定期的に業務の進め方を確認しています。

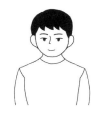

6．Fさん（生育歴が仕事やプライベートに影響をおよぼしているケース）

Fさんは仕事も家事や育児も，とにかく頑張っていました。すべてを完璧にこなさなければならないと，子どものころから思い続けていたのです。Fさんはカウンセリングを受けて，これまでの人生を振り返り，「自分は，女性はこうあるべきという，母親の理想像や価値観を押し付けられてきた。ずっと，母親にほめられたいと思い，母親に認められる自慢の娘でいなければならないと頑張ってきたが，もう，そんなの無理」と，気づきました。

【ComPs-CBT】ではプライベートでの出来事を中心に自動思考を整理し，「自分の気持ちを大事にすること。人の顔色を気にしすぎずに，自分のやりたいことをやること。自分で自分をほめること」を，練習しました。そして，【自分のシステム図】と【再発予防策】をまとめ，「客観的に自分を見つめる時間をもつようにする。長年の自動思考は，そう簡単に修正できないが，自分の人生を取り戻すつもりで練習を続ける」ことにしました。

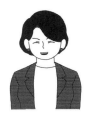

7. Gさん（生育歴が仕事やプライベートに影響をおよぼしているケース）

　Gさんは【ComPs-CBT】を使って，繰り返し思い出す職場での嫌な場面をいくつも分析しました。すると，「自己卑下，悲劇のヒロイン，察しろよ，他罰など，自己憐憫と人のせいだという思考が根底にあることが分かった。今まで，一人前の大人のつもりでいたけど，恥ずかしいな」と思いました。

　そして，なぜそのような自動思考が身についたのかを知りたくなり，幼少期から繰り返し思い出すことを書き出してみました。すると，それらの場面では，必ず父親が登場しました。そして，「父親は絶対的存在で，反抗するなんてもってのほかだった。自分の考えや反発心を自分で抑え込んで，どうせ自分が悪いんだ，とひねくれることで，自分を守ってきたのかもしれない」と気づきました。さらに，「こういう関係が，休職前の上司や同僚との関係で再現されていた。だから，仕事での失敗よりも，上司や同僚に理解してもらえない，自分の意見を言えないという人間関係が，自分にとって大きなストレスになったのだ」と気づきました。

　Gさんは父親との関係をふり返って整理することで，自分の対人関係における自動思考を理解し，【自分のシステム図】にまとめました。そして，自分のシステムを職場で上司などを相手に再現しないように，【ComPs-CBT】で人とのかかわり方を検討し，【自分のシステム図】に【再発防止策】を追記しました。Gさんは復職後もこれらの資料を見返して，自己管理に努めています。

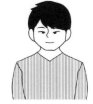

8. Hさん（統合失調症が疑われるケース）

　Hさんは，周囲の人が様子がおかしいと思うような症状があり，上司や産業医の介入により受診にむすびつきました。治療により症状が治まると，Hさんは「あの時は，自分の周囲で恐ろしいことが起きていると思い込んでいた。今は，そんなはずはないとも

思える」と，落ちついて話しました。

　復職にむけては，「薬を飲み続けて，受診も続けて体調管理していく。残業もできる
だけしないように，時間の管理をしっかりする。少しでもおかしいと思ったら，主治医
に相談して，上司や産業にも状況をわかっていてもらう」と，
自分ひとりで抱え込まず，周囲の人の協力を得ることにしまし
た。そして，【ストレスサイン階層表】を作成して自己管理す
るとともに，他者の視点からも体調の変化に気づいてもらえる
ように，上司や産業医，主治医と共有しました。

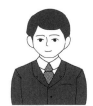

　すべての事例が体調管理をしてきたことは当然ですが，そのうえで，それぞれの人が，
自分の不調の原因を把握して，原因に合った復職準備をしています。働き方そのものに
フォーカスしたり，自分を苦しめてきた自動思考との付き合い方を根本から見直したり
しています。また，自分で対策を立てて実行することで復職できそうな人もいれば，上
司や産業医などの関係者を巻き込むことで，本人も職場も安心して復職を迎えられる人
もいます。

　「メンタル不調で休職した」という状況は同じでも，その原因はさまざまであり，と
るべき対策もさまざまです。自分自身の休職原因を Bio-Psycho-Social-Vocational の側
面から分析して必要な対策をたて，相談すべき人を巻き込んで，自分にできる準備はやっ
たと思えるようになって，復職の日を迎えてほしいと思います。

　メンタル疾患によって休職する人は増えています（独立行政法人労働政策研究・研修
機構，2021），それとともに，休職する部下や上司，同僚をもつ人，休職を経験する家
族や知人をもつ人も増えるのであり，休職はもはや他人事ではありません。テレワーク
を導入する企業が増え，直接のコミュニケーションが減ったことで，お互いの心身の不
調に気づきにくいという問題もおきています。

　メンタル不調や休職の予防，復職時の対応や必要な配慮などは，厚生労働省による「心
の健康問題により休業した労働者の職場復帰支援の手引き」（厚生労働省，2020）など
のさまざまな施策で示されています。

　一方で，休職者へのケアは，メンタル疾患の治療のみに焦点を当てたり，メンタル疾

患の原因や回復過程の個別性や事例性が高いために，休職者個人の問題とされて医療や会社の関与の範疇外とされたり，休職者自身が，メンタル疾患は心の弱さだと考えて根性論で乗り越えようとする事例も，まだまだ多く見られます。

　また，働く人のメンタルケアに関わる専門家も多いとは言えず，医療や心理の専門家だからこそ一般企業で働くことの事情に疎く，働くために求められる能力や職場の人間関係の複雑さへの対応が不十分になることもあります。そのため，休職の受け止め方や休職中の過ごし方，働くことに焦点を当てた復職準備の方法や理論も，普及しているとは言い難い状況です。

　このような中で，再発予防を見据えて，自分に合った復職準備をすることは，休職者の自己保健義務のひとつになりつつあります。いたずらに休養期間を過ごし，復職への具体的な見通しや心構えをもたず，再び働くことへのイメージもないまま，「何とかなるだろう」と空元気で復職して，すぐに再休職となってしまう人もいます。自分に必要な復職準備をせずに，休職を繰り返してしまう人も多いのです。自分のために，ぜひ，しっかりと復職準備をしてください。

　休職することになると，「まさか自分が」という驚きや，職業人としての自分を否定されたような劣等感や自信喪失，過去への後悔や将来への不安と同時に，「やっと休める……」という安堵感など，さまざまな感情の嵐に見舞われます。さらに，休職に至った原因を他罰的にふり返ったり，過度な自責に陥ったり，全てにおいてネガティブな考えにとらわれたりします。それまでできていたことができなくなり，普通のことを普通にできていた自分像を失う，職業人として，またひとりの人間としてのアイデンティティの危機でもあります。そのようなさまざまな危機的状況を乗り越え，再び働き，人生を再開するためには，専門的な準備が必要です。

　ここで紹介した復職準備は，休職者が失敗体験ともいえる休職前の状況をふり返り，そこから今まで気づかなかった自分の特徴や能力を再発見し，将来に向けた自分の働き方や生き方を計画しなおすという流れになっています。失敗体験をふり返るのは苦しいものですが，無理せず自分のペースで，時には主治医やカウンセラー，家族や信頼できる友人などに胸の内を聞いてもらい，アドバイスをもらいながら，少しずつ，取り組んでください。気分や体調が落ちついていれば，復職期限に合わせてスケジュールをたてて，復職準備の各ワークをこなしてみて下さい。

　休職者の中には，「自分は休職したダメな人間だ」という考えから抜け出せない人もいます。しかし，失敗を失敗のまま放置するから，それは失敗となるのです。失敗を放置すると，失敗にうちのめされて，ダメな自分像を増大させるだけです。反対に，失敗をふり返り，失敗から学ぶことができれば，以前よりも困難なことへの応用力がついて，柔軟な考え方や働き方，生き方ができる自分に成長できるはずです。

　社会経済状況は目まぐるしく変化し，働くことや生きることの価値観も多様化しています。そのような環境に適応するのは，誰にとっても大変なことです。休職した際や，休職に至らないまでも不調を感じた際，あるいは休職や不調がなくても，環境の変化を自分をアップグレードするチャンスととらえて，この本で紹介したワークをやってみてください。多くの人が，これらのワークを通して，キャリアプランや人生設計を考える時間をもち，自分らしく働き，生きることを実現して下さることを祈念しています。

中村　美奈子

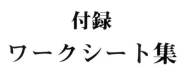

付録
ワークシート集

表 1　生活記録表

	月　日(月)	月　日(火)	月　日(水)	月　日(水)	月　日(水)	月　日(金)	月　日(土)	月　日(日)
起床								
就寝								
睡眠時間								
中途覚醒								
服薬	朝・昼・夜・就寝前・頓服	朝・昼・夜・就寝前・頓服	朝・昼・夜・就寝前・頓服	朝・昼・夜・就寝前・頓服	朝・昼・夜・就寝前・頓服	朝・昼・夜・就寝前・頓服	朝・昼・夜・就寝前・頓服	朝・昼・夜・就寝前・頓服
体調	良い・普通・悪い	良い・普通・悪い	良い・普通・悪い	良い・普通・悪い	良い・普通・悪い	良い・普通・悪い	良い・普通・悪い	良い・普通・悪い
気分	良い・普通・悪い	良い・普通・悪い	良い・普通・悪い	良い・普通・悪い	良い・普通・悪い	良い・普通・悪い	良い・普通・悪い	良い・普通・悪い
メモ								

表5　社会人基礎力チェックリスト

各項目について自己評価をつけてください。

		苦手	やや苦手	やや得意	得意	備考
前に踏み出す力 （アクション）	① 主体性	1	2	3	4	
	② 働きかけ力	1	2	3	4	
	③ 実行力	1	2	3	4	
考え抜く力 （シンキング）	④ 問題発見力	1	2	3	4	
	⑤ 計画力	1	2	3	4	
	⑥ 創造力	1	2	3	4	
チームで働く力 （チームワーク）	⑦ 発信力	1	2	3	4	
	⑧ 傾聴力	1	2	3	4	
	⑨ 柔軟性	1	2	3	4	
	⑩ 状況把握力	1	2	3	4	
	⑪ 規律性	1	2	3	4	
	⑫ ストレス 　　コントロール力	1	2	3	4	

社会人基礎力チェック表の点数をプロットして，チャートを作ってください。

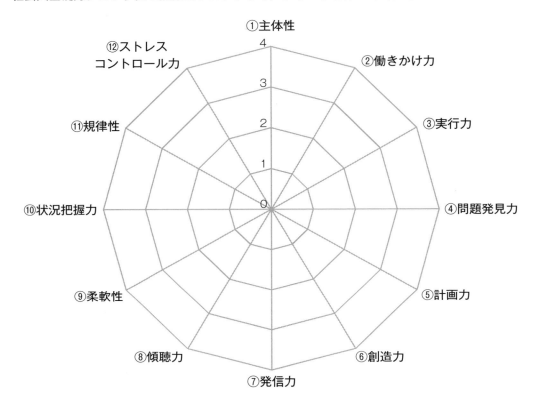

図 8　社会人基礎力分析チャート

表6　社会人基礎力の現状と課題

各項目について，まとめてみましょう。

		現状の能力・長所，今後活かしたいこと	今後の課題，目標
前に踏み出す力（アクション）	① 主体性		
	② 働きかけ力		
	③ 実行力		
考え抜く力（シンキング）	④ 問題発見力		
	⑤ 計画力		
	⑥ 創造力		
チームで働く力（チームワーク）	⑦ 発信力		
	⑧ 傾聴力		
	⑨ 柔軟性		
	⑩ 状況把握力		
	⑪ 規律性		
	⑫ ストレスコントロール力		

表7　復職準備チェックリスト①

復職準備チェックリスト			○印　記入日： 20XX 年　　X 月　　X 日 ●印　記入日： 　　年　　　月　　　日					コメント （内容の詳細や今後の課題 など）
Bio セルフマネジメント	基本的生活習慣	1	起床・就寝時間は一定である	1	2	3	4	
		2	睡眠時間は十分確保できている（寝付けない・途中で起きるなどはない）	1	2	3	4	
		3	日中に眠気はない	1	2	3	4	
		4	食事はとれている	1	2	3	4	
		5	買い物，受診，旅行など必要な外出ができる	1	2	3	4	
		6	外出しても翌日に疲れが残らない	1	2	3	4	
		7	整容・身だしなみは整っている	1	2	3	4	
		8	平日に活動して疲労があっても，週末に休養をとって回復できる	1	2	3	4	
	集中力・持続力　活動意欲	9	読書や PC など，1 時間程度継続して作業できる	1	2	3	4	
		10	家事や外出などの計画・準備ができる	1	2	3	4	
		11	家事や外出などを計画通り実行できる	1	2	3	4	
		12	職場に戻って仕事をしたい	1	2	3	4	
	疾病管理　セルフケア	13	定期的に受診している	1	2	3	4	
		14	服薬遵守している	1	2	3	4	
		15	症状が出ないように，対処できる	1	2	3	4	
		16	症状が悪化する前に，対処できる	1	2	3	4	
		17	症状が出てしまったとき，対処できる	1	2	3	4	

表7　復職準備チェックリスト②

				当てはまる	◆━━━▶		当てはまらない	コメント （内容の詳細や今後の課題など）
Psycho 認知行動特性	生活歴 認知（考え方・感じ方） 自己理解	18	休職原因を把握できている	1	2	3	4	
		19	「職場や会社のせいで病気になった」などの感情をもっている	1	2	3	4	
		20	自分にとってのストレスとは何か，把握できている	1	2	3	4	
		21	ストレスや心配事があっても，感情を安定できる	1	2	3	4	
		22	ストレスや心配事があっても，やるべきことを完遂できる	1	2	3	4	
		23	ストレスを緩和する方法（趣味・リラックス法など）がある	1	2	3	4	
		24	相手に気を遣いすぎず，自分の意思で物事を決定できる	1	2	3	4	
		25	将来の見通しや夢，人生設計がある	1	2	3	4	
		26	子育てや介護など，家庭人としての役割が負担になっている	1	2	3	4	
		27	子どものころから得意なことと不得意なことがはっきりしていた	1	2	3	4	
		28	子どものころに不登校などの経験がある	1	2	3	4	

表7　復職準備チェックリスト③

				当てはまる ←→ 当てはまらない				コメント（内容の詳細や今後の課題など）
Social 対人コミュニケーション	サポート	29	家族は協力的である	1	2	3	4	
		30	家族に相談できる	1	2	3	4	
		31	会社（復職担当者・産業保健スタッフ・上司・同僚など）に相談できる	1	2	3	4	
		32	主治医・医療スタッフに相談できる	1	2	3	4	
		33	友人に相談できる	1	2	3	4	
		34	社会資源（市役所や公的機関の相談窓口や制度など）を活用できる	1	2	3	4	
	社会的スキル	35	事実に基づいた情報処理（聞く・判断する・話す）ができる	1	2	3	4	
		36	目的やTPOにあったコミュニケーションがとれる	1	2	3	4	
		37	相手の立場や状況を考慮してコミュニケーションがとれる	1	2	3	4	
		38	報・連・相ができる	1	2	3	4	
		39	会社などの規則・ルール，約束を守れる	1	2	3	4	
		40	協調性がある	1	2	3	4	

表7　復職準備チェックリスト④

					当てはまる ←→ 当てはまらない				コメント（内容の詳細や今後の課題など）
Vocational 合理的問題解決	計画性 問題解決 論理的思考		41	あいまいな指示でも理解できる	1	2	3	4	
			42	事実と感情を区別して，目的に応じた合理的な考え方ができる	1	2	3	4	
			43	相手の要求にあった行動（連絡・資料作成など）ができる	1	2	3	4	
			44	状況に合わせて柔軟に対応できる	1	2	3	4	
			45	途中で問題が起きても，やりなおしたり，軌道修正したりできる	1	2	3	4	
			46	先の見通しをもって準備できる	1	2	3	4	
			47	複数の作業を組み合わせて，並行作業できる	1	2	3	4	
	実務能力 業務知識 役割行動		48	自分に求められる仕事内容やレベルが理解できている	1	2	3	4	
			49	自分に求められる仕事を遂行できる	1	2	3	4	
			50	自分に期待される以上の役割を担おうとしていない	1	2	3	4	
			51	自分に期持される役割を負担に感じていない	1	2	3	4	
			52	自分が担当する仕事に関する知識はある	1	2	3	4	
			53	担当する仕事に関して不足している知識はなにか理解している	1	2	3	4	
			54	目的に応じた書類作成などができる	1	2	3	4	

表8　セルフマネジメントシート

記入日　　　年　　　月　　　日

	課題	目標 （どうなりたいか， 何ができるようになりたいか）	いつまでに
\<Bio\> セルフマネジメント 基本的生活習慣 集中力・持続力 活動意欲 疾病管理			
\<Psycho\> 認知行動特性 自己理解 生活歴			
\<Social\> 対人コミュニケーション サポート 社会的スキル			
\<Vocational\> 合理的問題解決 論理的思考 計画性 役割行動 業務知識 実務能力			

表9　行動計画（ToDo リスト）

	課題	目標	ToDo	締切
B				
P				
S				
V				
その他				

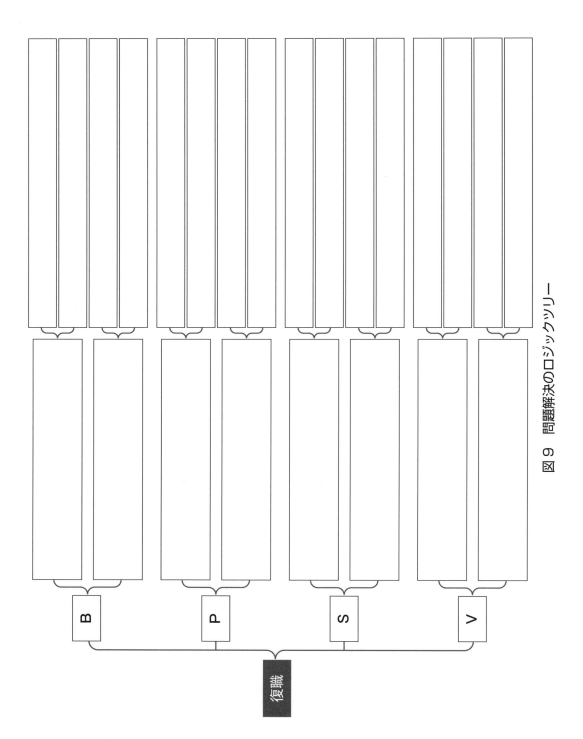

図 9　問題解決のロジックツリー

表 10　自分マトリックス

【長所】	【短所】
【得意なこと】	【苦手なこと】
【昔できていたこと】	【現在，努力していること】
【今後，がんばりたいこと】	

表11 自動思考チェックリスト①

	自動思考	チェック
過度な一般化	根拠もないのに，「いつも〜だ」「すべて〜ない」「絶対〜に違いない」と決めつける。	
心の読みすぎ	相手の気持ちを勝手に推測し，「相手は〇〇と思っているに違いない」「相手は〇〇に違いない」と決めつける。	
先読みのし過ぎ	事態は絶対に悪くなると決めつける。	
思い込み	自分が知っていること，見えていることだけに目を向け，「自分が正しい」などと，決めつける。	
感情による決めつけ	客観的事実ではなく，「好き・嫌い」や「なんとなく〇〇と思う」など，感情や感覚で判断する。	
自己関連付け	自分に関係ないことも，「自分のせいだ」「自分が〇〇したから（しなかったから）こうなった」と考える。	
極端思考（白黒思考）	「よいか，悪いか」「好きか，嫌いか」「0か100か」で物事を判断し，中間がない。あいまいさに耐えられず，柔軟な思考ができない。	
完璧主義	完璧さや理想を求め，自分や他者の失敗を許せない。	
すべき思考	「〜すべきだ」「〜しなければならない」と，自分や他者を追い詰める。	
過大評価と過小評価	1. 自分の欠点や失敗を，実際よりも過大に考え，長所や成功を過小評価する。	
	2. 他人の成功を過大に評価し，他人の欠点を見逃す。	
選択的注意	こだわりが強かったり，視野が狭いため，物事を多面的に見られない。	
レッテル貼り	「自分はダメな人間だ」「自分は〇〇だ」と自分にレッテルを貼り，自分自身の本質を決めつける。	

表 11　自動思考チェックリスト②

自動思考	下位タイプ	チェック
自己卑下	1.「自分は人より劣っている，自分はダメだ」と過剰な**自信喪失**	
	2.「どうせ自分はだめだから，仕方ない」と**投げやり**	
	3.「自分なんてめっそうもない」と謙遜したふりをしつつ，**自信満々**	
自己憐憫「悲劇のヒロイン」	1.「どうして自分ばっかり」と**被害面して嫉妬**する	
	2.「どうせ自分はいつもうまくいかない」といじけ，**諦め，無気力**になる	
	3.「がんばってるのをわかってほしい」と被害的に訴えることで，他者に**依存し甘える**	
自己欺瞞	1. 自分の本心に気づかず，本心と違うことをして，**原因不明のストレス**を抱える	
	2. 本心を押しころして**やせがまん**したり，**いい人ぶる**	
自己犠牲	1. **みんなのために**自分ががまんすればいい	
	2. **献身的な自分**というイメージが好き	
	3. 人のために動くことで**やってる感**を得る	
自己完結	1. 自信があり，人を信用しないため，**独善的**に行動する	
	2. 空気が読めず，チームワークが苦手で，**個人プレイ**になる	
	3. 責任感が強く，人を頼れないため，**孤軍奮闘**する	

表11　自動思考チェックリスト③

自動思考	下位タイプ	チェック
自意識過剰「オレ様」	1.「主役の自分がいなければ物事が進まない」と**勘違いして張り切る**	
	2. **自己を過大評価**して，人をバカにしている	
	3.「人の期待に応えなければ」と，**必要以上に責任感**をもつ	
	4. **できる自分**のイメージを壊したくない	
善意のおしつけ	1. 相手のニーズや気持ちを考えず，「**よかれと思って**」おせっかいをやく	
	2. 自分の意見をとおすために，**おためごかしで他者を操る**	
	3. 相手のために献身するが，感謝されず落ち込み，**逆恨み**する	
	4. やってあげる素敵な自分に**自己満足**する	
先のばし	1. 主体性がなく指示待ち，**受け身**	
	2. **失敗が恐い**ので行動できない	
	3. **責任を取りたくない**ので行動しない	
	4. **計画性**や**見通し**がもてず，行動できない	
察しろよ	1. 自分がしているように，相手も自分に丁寧に接するべきだと，**過剰な期待**をする	
	2. 自分が思っていることやわかっていることは，相手もわかっているはずだと自分の**常識を押しつける**	
	3.「言わなくてもわかるだろう」「わかってくれよ」と相手の厚意に**依存し甘える**	

表 11　自動思考チェックリスト④

自動思考	下位タイプ	チェック
八方美人	1.　争い事がおこらないように調整役をする**平和主義**	
	2.　人の意見に振り回される**優柔不断**	
	3.　人に気に入られて**いい人と思われたい**	
	4.　**保身**のための Yes マン	
	5.　何にでも首を突っ込み**自己アピール**する	
思考の飛躍	1.　自分と相手の立場や背景の違いがわからず，**自己中心的**	
	2.　自分の**感情や主観**でものを見ている	
	3.　**イマジネーション**が広がる，想像力豊か	
	4.　現実認識が弱く**妄想的**	
	5.　**根拠のない推論**を事実と信じる	
	6.　**先読みしすぎて**不安や焦燥感がでる	
	7.　裏づけもないのに**決めつける**	
	8.　「〜すべき」「こうあるべき」という**完璧主義・理想主義**	

表 11　自動思考チェックリスト⑤

自動思考	下位タイプ	チェック
他罰	1. うまくいかないことを**人のせい**にする	
	2. 人のせいにすることで，自分が傷つかないように**自己防衛**する	
自責	1. 自分が何かしてしまったのでないかと，**自己関連付け**する	
	2. 根拠もないのに自分が悪いと，くよくよ**抑うつ的**に考える	
自我の外注化「かまってちゃん」	1. 常に注目されたい，他者の愛情や評価を求める**愛情依存**	
	2. 劣等感を補い自分の優位性を確認するために，他者からの**評価を求める「めんどくさいやつ」**	
	3. 自分の意見や考えよりも，既存の**知識やツールに頼り理論武装**する	

I 出来事	II これまでの認知行動パターン			III 今後目指す認知行動パターン		
	Ⓐ その時の 考え・行動・感情		Ⓑ 自動思考	Ⓐ 出来事に対する目標 (どうしたいか, どうなりたいか)	Ⓑ 目標を達成するた めの認知行動計画 【行動目標】	© 行動の 順番
				[大目標] [中目標]		

図12　ComPs-CBTシート

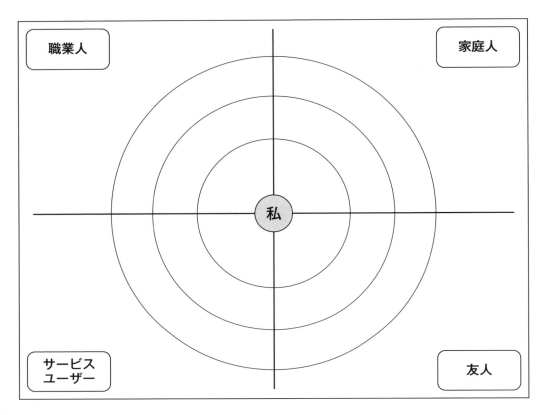

図 18　対人関係図

表12　相談マネジメント①

	誰に	何を	いつ
職業人			
サービスユーザー			

表12　相談マネジメント②

	誰に	何を	いつ
家庭人			
友人			

表14　「聴く・話す」チェックリスト
できていることに○を付けて下さい。

	聴く	
1	話している人の方を向いて，話を聴く	
2	あいづちをうつ	
3	話をさえぎらず，最後まで聴く	
4	話を要約したり，相の手を入れながら聴く	
5	メモをとりながら聴く	
6	客観的な事実に注目して聴く	
7	相手の気持ちや感情に注目して聴く	
8	時間の流れ（時系列）に注目して聴く	
9	足りない情報を想像で補う	
10	登場人物の動きや関係性に注目して聴く	
11	相手が自分に求めるもの＝自分は何をしてあげたらいいかを考えながら聴く	
12	相手の話の矛盾点やあら探しをする	
13	自分の言いたいことを考えながら聴く	
14	相手をさえぎっても，自分の意見を言う	
15	必要ない話は聞き流せる	

	話す	
1	相手の方を見て話す	
2	主語・述語・目的語を明確にして話す	
3	出来事を時間の流れにそって話す	
4	感情を中心に話す	
5	事実を中心に話す	
6	想像を交えて話す	
7	相手の理解度を確認しながら話す	
8	自分のことばかり話す	
9	同じことを繰り返し話して結論がない	
10	句読点の区切りなく，だらだら話す	
11	自分が言いたいことがわからない	
12	言いたいことはあるが言えない，言わずに我慢する	
13	相手との距離や人数に合わせて声の大きさを調節する	
14	話したいことのメモや図表，資料を用意して話す	
15	場の目的や相手との関係性で話す内容を調節する	

表15 アサーティブ度チェックリスト

1	相手を素直に褒められる	
2	自分の長所やうれしかったことを，人に伝えられる	
3	わからないことは，すぐに質問できる	
4	人と違う意見や感情を言える	
5	人と違う意見や感情を言える	
6	攻撃的にならず，反対意見や批判を言える	
7	話し合いやグループの中で，意見を言える	
8	困ったときに助けを求められる	
9	初めて会う人とでも，気軽に会話できる	
10	緊張や不安などのネガティブな感情を受け入れられる	
11	プレゼントや好意を喜んで受け取れる	
12	嫌なことをされたとき，我慢せず抗議できる	
13	人に褒められた時，素直に喜べる	
14	人に批判されたとき，感情的にならず落ちついて対応できる	
15	長話しや長電話を，自分から切り上げられる	
16	自分の話を中断されたとき，最後まで話したいと言える	
17	招待や依頼を引き受けるか断るか，決められる	
18	注文と違うものが来た時に，違うと指摘できる	
19	気がのらない誘いを断る時に，理由を説明できる	
20	協力できない時に，理由を説明して断れる	

表18　タイムマネジメント①休職前の時間の使い方

各項目について，どのくらいの時間を使っていたか，ふり返ってみましょう。

項目	平日の所要時間	休日の所要時間
①睡眠		
②仕事		
③通勤（往復）		
④料理，食事		
⑤家事		
⑥健康管理・受診等		
⑦余暇		
⑧入浴，身仕度		
⑨その他		
合計		

表19　タイムマネジメント②休職後の時間の使い方

タイムマネジメントの目標

項目	気をつけること 目標	平日の 所要時間	休日の 所要時間
①睡眠			
②仕事			
③通勤（往復）			
④料理，食事			
⑤家事			
⑥健康管理・受診等			
⑦余暇			
⑧入浴，身仕度			
⑨その他			
合計			

表 20　復職後の出来事に対処する

復職後に起こりそうな出来事に対して、どのように対処するか、見通しを立ててましょう。

復職後	予想される出来事	目標
1 カ月		
3 カ月		
1 年		

予想される出来事

表21　ストレスサイン階層表

軽重度	ストレス状況	ストレスサイン	対処法
レベル1			
レベル2			
レベル3			
レベル4			
レベル5			

自分の特徴	
体調・体力	
認知行動（主な自動思考）	
対人コミュニケーション	
業務遂行	

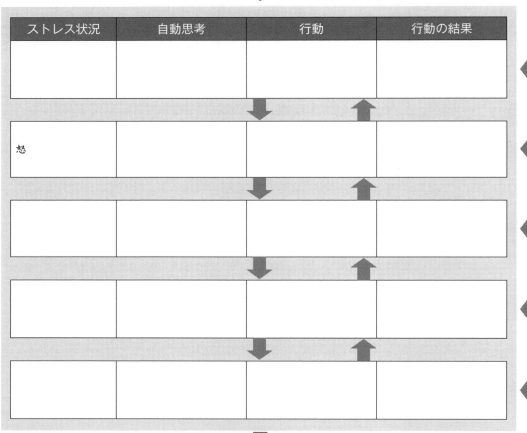

ストレス状況	自動思考	行動	行動の結果
怒			

休職

図24　自分のシステム図

168

再発防止策

再発防止策

図24（つづき）

memo

文　　献

芦原睦(2006)エゴグラム実践マニュアル—自己成長エゴグラム(SGE)と対処行動エゴグラム(CB-E).
　チーム医療.

有馬秀晃・秋山剛（2018）うつ病の復職支援のエビデンスと実践．臨床精神医学 47（10）；1075-1081.

経済産業省（2006）社会人基礎力に関する研究会—「中間とりまとめ」．（https://www.meti.go.jp/
　committee/kenkyukai/sansei/jinzairyoku/jinzaizou_wg/pdf/001_s01_00.pdf）

経済産業省（2010）社会人基礎力育成の手引き—日本の将来を託す若者を育てるために　教育の実践
　現場から．河合塾.

独立行政法人労働政策研究・研修機構（2021）新型コロナウイルス感染症関連情報：新型コロナが雇用・
　就業・失業に与える影響　国内統計：休業者数．（https://www.jil.go.jp/kokunai/statistics/covid-
　19/c23.html#c23-10 2021 年 8 月 26 日閲覧）

厚生労働省（2020）改定　心の健康問題により休業した労働者への職場復帰支援の手引き—メンタル
　ヘルス対策における職場復帰支援．（https://www.mhlw.go.jp/content/000561013.pdf）

中村美奈子（2015）CBT を応用した復職支援プログラム「ComPs-CBT」による業務遂行能力向上支
　援の試み．第 12 回日本うつ病学会総会・第 15 回日本認知療法学会総会プログラム・抄録集；282.

中村美奈子（2017）復職支援ハンドブック—休職を成長につなげよう．金剛出版.

日本うつ病リワーク協会（2022）日本うつ病リワーク協会リワーク施設一覧．（https://utsu-rework.
　org/list/members/20210731alllist.pdf 2022 年 10 月 19 日閲覧）

著者略歴

中村　美奈子（なかむら　みなこ）
　博士（社会福祉学），公認心理師，臨床心理士，産業カウンセラー。
　早稲田大学第一文学部卒業後，商社や外資系企業でのマーケティング業務に従事。
　臨床心理士に転向後は，外資系 EAP や地方自治体，独立行政法人高齢・障害・求職者支援機構千葉障害者職業センターで復職支援 (リワーク) を中心に，働く人のメンタルヘルスに関する支援やプログラム開発を行う。復職支援に関する研究により，平成 28 年度日本心理臨床学会奨励賞受賞。
　淑徳大学大学院保健学研究科博士後期課程修了。
　杏林大学保健学部准教授。専門は産業心理臨床，産業メンタルヘルス。

復職のためのセルフ・トレーニング・ワークブック

メンタル不調に陥ったときの処方箋

2022 年 12 月 5 日　印刷
2022 年 12 月 15 日　発行

著　者　中村美奈子
イラスト　かんべいづみ
発行者　立石正信

装丁　臼井新太郎
装画　井上明香
印刷・製本　三協美術印刷

発行所　株式会社 金剛出版

〒112-0005　東京都文京区水道 1-5-16
電話 03-3815-6661　振替 00120-6-34848

ISBN978-4-7724-1921-5　C3011　　　　　　　　　　Printed in Japan ©2022

好評既刊

Ψ金剛出版　〒112-0005　東京都文京区水道1-5-16　Tel. 03-3815-6661　Fax. 03-3818-6848
e-mail eigyo@kongoshuppan.co.jp　URL https://www.kongoshuppan.co.jp/

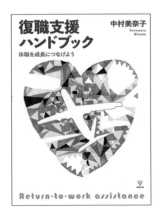

復職支援ハンドブック
休職を成長につなげよう
[著] 中村美奈子

休職から再び働けるようになるために，まず休職原因を自分の考え方や対人
関係などさまざまな側面から分析し，1つ1つの問題を解決していこう。
本書では「Bio-Psycho-Social-Vocational」の視点から，体調管理・自己理
解・コミュニケーション・業務遂行能力といった働くために必要な能力を，
回復・獲得するための具体的なリワークプログラムを提示している。休職者
の本人も，周りでサポートをする方，復職支援に関わる専門家にも読んで
ただきたい一冊である。　　　　　　　　　　　　　　　　　定価2,640円

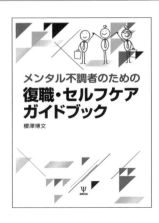

メンタル不調者のための
復職・セルフケアガイドブック
[著] 櫻澤博文

メンタル不調で入院・通院している患者は推定50万人と言われ，職場復帰
できない休業者の割合が3割を超える企業が半分あるという。そしてさまざ
まな理由から自死を選ぶ人はおよそ年間3万人に達している。本書では，メ
ンタル不調で休職していた社員が安定した就労ができるように，段階的な復
職訓練や休職中の過ごし方，メンタル不調を予防するための知見から医師・
会社の管理者との接し方といった実践的な対応の仕方まで解説。休職・復職
で悩む当事者と家族，企業の人事労務担当者，産業カウンセラー，精神科
医，心理士等のためのセルフケアガイドブック。　　　　　　　定価1,980円

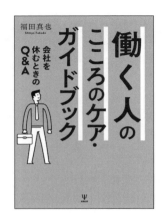

働く人のこころのケア・ガイドブック
会社を休むときのQ&A
[著] 福田真也

うつ病を中心としたこころの病気や職場で起こる問題，健康管理，休職時の
社会保障制度，精神科やリワークでの治療法など，「働く人」がこころの病
気になってしまったときに知りたい情報を，産業医経験も豊富なベテラン精
神科医が，働く患者さんから実際に寄せられる相談・質問をもとに182問の
Q&Aにまとめてわかりやすく解説。当事者や家族だけでなく，同僚や管理
職，人事担当者，産業保健スタッフはもちろん，医療機関で働くコメディカ
ルスタッフ，あるいはフレッシュマンの精神科医，精神科で実習中の研修医
など，「働く人」をとりまく全員に役立つ一冊。　　　　　　　定価2,860円

価格は10%税込です。